Weis ■ Heckl ■ Seuthe-Witz

Psychoedukative Interventionen mit Krebspatienten

Die digitalen Zusatzmaterialien haben wir zum Download auf www.klett-cotta.de bereitgestellt. Geben Sie im Suchfeld auf unserer Homepage den folgenden Such-Code ein: **OM40035**

Joachim Weis ■ Ulrike Heckl
Susanne Seuthe-Witz

Psychoedukative Interventionen mit Krebspatienten

Das Therapiemanual

Schattauer

Prof. Dr. phil. Joachim Weis
Psychologischer Psychotherapeut
Universitätsklinikum Freiburg
Tumorzentrum/CCC Freiburg
Stiftungsprofessur Selbsthilfeforschung
Hugstetter Str. 49, 79106 Freiburg
joachim.weis@uniklinik-freiburg.de

Susanne Seuthe-Witz, Dipl. Soz. Päd.
Werderstr. 33, 79379 Müllheim
susanne.seuthe-witz@ukf-reha.de

Dr. phil. Ulrike Heckl
Psychologische Psychotherapeutin
(Verhaltenstherapie)
Psychoonkologin (WPO)
Supervisorin (systemisch)
Stadtstr. 11, 79104 Freiburg
Praxis für Psychotherapie und Psychoonkologie
heckl@pppo-freiburg.de

Bibliografische Information der Deutschen Nationalbibliothek
Die Deutsche Nationalbibliothek verzeichnet diese Publikation in der Deutschen Nationalbibliografie; detaillierte bibliografische Daten sind im Internet über http://dnb.d-nb.de abrufbar.

Besonderer Hinweis
Die Medizin unterliegt einem fortwährenden Entwicklungsprozess, sodass alle Angaben, insbesondere zu diagnostischen und therapeutischen Verfahren, immer nur dem Wissensstand zum Zeitpunkt der Drucklegung des Buches entsprechen können. Hinsichtlich der angegebenen Empfehlungen zur Therapie und der Auswahl sowie Dosierung von Medikamenten wurde die größtmögliche Sorgfalt beachtet. Gleichwohl werden die Benutzer aufgefordert, die Beipackzettel und Fachinformationen der Hersteller zur Kontrolle heranzuziehen und im Zweifelsfall einen Spezialisten zu konsultieren. Fragliche Unstimmigkeiten sollten bitte im allgemeinen Interesse dem Verlag mitgeteilt werden. Der Benutzer selbst bleibt verantwortlich für jede diagnostische oder therapeutische Applikation, Medikation und Dosierung.
In diesem Buch sind eingetragene Warenzeichen (geschützte Warennamen) nicht besonders kenntlich gemacht. Es kann also aus dem Fehlen eines entsprechenden Hinweises nicht geschlossen werden, dass es sich um einen freien Warennamen handelt.

Schattauer
www.schattauer.de

Printed in Germany
Cover: Jutta Herden, Stuttgart
unter Verwendung eines Fotos von Yoann Boyer (Unsplash)
Gesetzt von Kösel Media GmbH, Krugzell
Gedruckt und gebunden von Friedrich Pustet GmbH & Co. KG, Regensburg
Lektorat: Marion Drachsel
Projektmanagement: Dr. Nadja Urbani
ISBN 978-3-608-40035-9

Auch als E-Book erhältlich

Vorwort

Die psychoonkologische Versorgung von Tumorpatientinnen und -patienten[1] hat in den letzten Jahren zunehmend an Bedeutung gewonnen und ist heute ein integraler Bestandteil der medizinischen Diagnostik und Behandlung. Dennoch bestehen immer noch gravierende Versorgungslücken insbesondere im ambulanten Bereich oder auch im Bereich der Versorgung der anwachsenden Zahl der Langzeitüberlebenden einer Tumorerkrankung, die sehr lange nach Beendigung ihrer medizinischen Behandlung teilweise sogar lebenslang unter körperlichen und seelischen Folgeproblemen wie beispielsweise Fatigue, Niedergeschlagenheit, Depression, Rezidiv- oder Progressionsangst oder kognitiven Leistungseinschränkungen leiden. Daher ist es in der Psychoonkologie von großer Bedeutung, konkrete und strukturierte Hilfestellungen für Krebspatienten in allen Phasen ihrer Erkrankung zu geben.

Seit vielen Jahren arbeiten wir in der psychoonkologischen Beratung und psychotherapeutischen Behandlung von Tumorpatienten sowohl im Bereich der ambulanten psychotherapeutischen Versorgung als auch in der Akutversorgung oder stationären onkologischen Rehabilitation. Aus unserer langjährigen Erfahrung wissen wir, wie wichtig psychosoziale Entlastung, aber auch ressourcenorientierte Arbeit und das Aufzeigen neuer Wege im Umgang mit der Erkrankung und ihrer Folgen für die betroffenen Menschen sind. Hierbei haben wir von unseren Patienten immer wieder die Rückmeldung erhalten, wie wichtig ihnen konkrete Hinweise und strukturierte Hilfestellungen für ihren Verarbeitungsprozess sind.

Das vorliegende Buch mit dem strukturierten Manual baut auf unserer langjähriger klinischen Erfahrung mit psychoedukativen und psychotherapeutischen Interventionen auf. Vor diesem Hintergrund haben wir verschiedene Konzepte der Psychoedukation mit Ansätzen der kognitiven Verhaltenstherapie, Transaktionsanalyse und Poesie-Bibliotherapie erweitert und auf die spezifischen Bedürfnisse und Problemlagen der Tumorpatienten ausgerichtet. Unser im Jahr 2006 erschienenes Buch zur Psychoedukation mit Krebspatienten (Weis et al. 2006) ist bei den Psychoonkologen verschiedener Fachdisziplinen auf positive Resonanz gestoßen. Seit Erscheinen dieses Buches hat sich die psychoonkologische Versorgung insbesondere im Bereich der ambulanten psychosozialen Krebsberatung verändert, in der auch psychoedukative Ansätze erfolgreich einbezogen werden können. Wir haben in den letzten Jahren kontinuierlich an der Weiterentwicklung des psychoedukativen Konzeptes gearbeitet und legen mit diesem Buch eine

---

1 Wir haben in diesem Buch aus Gründen der Lesbarkeit überwiegend das sog. »generische Maskulinum« verwendet. Dies soll alle geschlechtlichen Formen implizieren, weibliche wie männliche sowie andere geschlechtliche Identitäten.

komplett überarbeitete Neuauflage vor. In dieser Neuauflage haben wir die Forschungsliteratur aktualisiert und die Fortschritte sowie die Weiterentwicklung der psychoonkologischen Versorgung einbezogen. Die Komprimierung des Programms auf acht thematische Sitzungen trägt nach unseren Erfahrungen der Tatsache Rechnung, dass Krebspatienten häufig zeitlich begrenzte und überschaubare Unterstützungsangebote suchen und benötigen. Zugleich erlaubt der modulare Ansatz auch die Erweiterung im Hinblick auf verschiedene ambulante oder stationäre Einzel- oder Gruppensettings oder die Verwendung einzelner Elemente in der psychosozialen Krebsberatung oder in der Einzelpsychotherapie.

Wir hoffen mit diesem Buch einen wichtigen Beitrag zur Verbesserung der psychoonkologischen Beratung und Behandlung leisten zu können.

Joachim Weis, Ulrike Heckl und Susanne Seuthe-Witz
Freiburg, Oktober 2020

Inhalt

Übersicht Arbeits- und Übungsblätter

Arbeitsblätter

Übungsblätter

1 Einführung

Mit jährlich annähernd 500 000 Neuerkrankungen zählt Krebs zu den häufigsten Erkrankungen in Deutschland. Bei den Frauen ist die Brustkrebserkrankung mit jährlich ca. 72 000 Neuerkrankungen die häufigste Tumorerkrankung, bei den Männern das Prostatakarzinom mit jährlich nahezu 60 000 Neuerkrankungen (Robert Koch-Institut 2016). Wie bei vielen anderen chronisch körperlichen Erkrankungen sind die Ursachen der Krebserkrankung zumeist multifaktoriell und häufig nicht genau bekannt, jedoch liegen neben einer genetischen Disposition wesentliche Ursachen im Bereich des »Lebensstils« der Betroffenen (v. a. gesundheitliches Risikoverhalten wie Rauchen, Ernährung, Sonnenexposition, Bewegungsmangel). Wenngleich hinsichtlich der Sterblichkeit für einige Krebsarten wie beispielsweise Hodenkrebs oder maligne Lymphomerkrankungen ein Rückgang in den letzten Jahren festzustellen ist, sind die Tumorerkrankungen nach den Herz-Kreislauf-Erkrankungen die zweithäufigste Todesursache für beide Geschlechter geblieben. Durch die verbesserten Behandlungsmöglichkeiten können immer mehr Krebsbetroffene auch über längere Zeiträume mit einer Krebserkrankung leben. Zugleich nimmt auch die Anzahl derjenigen Patienten zu, die tumorfrei sind, aber durch die Tumortherapie lebenslange Folgeprobleme haben.

Vor diesem Hintergrund wird deutlich, dass Krebspatienten mit zahlreichen körperlichen und psychosozialen Belastungen konfrontiert sind. In allen Phasen der Erkrankung kann eine professionelle psychosoziale Unterstützung für die Betroffenen sinnvoll und hilfreich sein, um die vielfältigen Belastungen besser bewältigen zu können. In dem breiten Spektrum der professionellen psychoonkologischen Unterstützungsangebote nehmen psychoedukative Interventionen einen wichtigen Stellenwert ein. Die S3-Leitlinie für psychologische Diagnostik, Beratung und Behandlung erwachsener Krebspatienten (im Folgenden S3-Leitlinie Psychoonkologie genannt) (AWMF 2014) empfiehlt psychoedukative Interventionen als eine der wirksamen Maßnahmen zur Unterstützung von Krebspatienten. Das vorliegende Buch mit dem strukturierten Manual baut auf langjähriger klinischer Erfahrung mit psychoedukativen und psychotherapeutischen Interventionen der Autorinnen und Autoren auf und stellt eine komplett überarbeitete Neuauflage des im Jahre 2006 erschienen Buches dar (Weis et al. 2006). Das psychoedukative Gruppenprogramm wurde im Rahmen eines von der Stiftung Deutsche Krebshilfe geförderten Forschungsprojektes wissenschaftlich evaluiert und hat sich als wirksam erwiesen (Weis et al. 2007). Der Schwerpunkt des Programms liegt auf den psychosozialen Problemlagen der Krebspatientinnen und Krebspatienten und zielt auf die Klärung der daraus resultierenden Bedürfnisse, die Aktivierung von Ressourcen sowie die Unterstützung und Förderung der Krankheitsverarbeitung ab.

In einem Theorieteil (Kap. 1 bis Kap. 5) werden die für das Programm wichtigen Hintergrundinformationen sowie theoretischen Konzepte vorgestellt. Im Kapitel 6 wird das Konzept unseres psychoedukativen Programms erläutert und in den Kapiteln 7.1. bis 7.8 werden die einzelnen Sitzungen zusammen mit den dazugehörigen Arbeitsmaterialien dargestellt.

2 Krankheit und Gesundheit

2.1 Das Modell der Salutogenese

In den vergangenen drei Jahrzehnten ist der Begriff der Gesundheit vermehrt in den Blick des öffentlichen Interesses und der medizinischen Wissenschaften gerückt. Ausgehend von der mittlerweile veralteten Definition der WHO von 1949, nach der Gesundheit als ein Zustand vollständigen körperlichen, seelischen und sozialen Wohlbefindens und nicht nur das Fehlen von Krankheit und Gebrechen definiert wird, wurden in der Folge verschiedene Konzepte vorgelegt, nach denen Gesundheit als ein dynamischer Prozess und im Laufe einer Biografie eines Menschen in stetiger Veränderung begriffen wird.

Dabei spielt Gesundheitsförderung im Sinne der Primärprävention von Krankheiten eine wichtige Rolle. Im Kontext einer bereits vorliegenden Krankheit wie einer Tumorerkrankung geht es jedoch nicht um Fragen der Vorbeugung einer Krankheit, sondern um die Frage der Verhinderung von Verschlimmerung, Folgeproblemen und Rezidiven im Sinne der Sekundär- und Tertiärprävention. Auf der psychischen Ebene bedeutet das für die Patienten, die Verarbeitung ihrer Krankheitssituation zu verbessern und damit zu ihrer Genesung aktiv beitragen zu können.

In der Onkologie versteht man unter der primären Prävention die Krebsvorbeugung also die Verhinderung einer Krebserkrankung. Zu den bekannten Risikofaktoren zählen Tabakkonsum, ungesunde Ernährung, Bewegungsmangel, zu viel Alkohol, UV-Licht, Belastungen durch Schadstoffe am Arbeitsplatz und aus der Umwelt. Über die Beeinflussung des Lebensstils kann das Risiko einer Krebserkrankung reduziert werden. Unter der sekundären Prävention wird die Krebsfrüherkennung verstanden, die eine frühzeitige Behandlung ermöglicht und dadurch mit besseren Heilungschancen verbunden ist. Die tertiäre Prävention besteht darin, über Nachsorgeuntersuchungen Rezidive oder das Fortschreiten der Erkrankung, aber auch Folgen der Therapie frühzeitig zu erkennen und zu behandeln.

Der Beitrag der Psychologie zur Gesundheitsförderung liegt darin, den Menschen zu einem positiveren Umgang mit ihrer Lebenssituation, ihren Lebensgewohnheiten und ihren krankheitsbedingten Belastungen zu befähigen bzw. sie dabei zu unterstützen. Dazu gehören:

- eine aufmerksame Beobachtung der körperlichen Fähigkeiten hinsichtlich Leistungsgrenzen
- eine aufmerksame Beobachtung des emotionalen Befindens
- das Bewusstmachen eigener Bedürfnisse
- eine offene Kommunikation im sozialen Umfeld
- Kenntnisse über potenziell schädigendes Verhalten

Die Suche nach Ursachen von Erkrankungen hat das medizinische Denken über Jahrhunderte geprägt und sehr viel zum medizinischen Fortschritt beigetragen. Über lange Zeit war in der Medizin das Pathogenesemodell das vorherrschende Paradigma, das sich mit den Ursachen von Krankheiten beschäftigt und den Menschen in krank oder gesund einteilt. Beispiele für medizinische Errungenschaften, die auf dem Pathogenesemodell aufbauen, sind die Entdeckung von Erregern oder krankheitsverursachenden Keimen, aber auch modernere Konzepte wie Risikofaktoren oder Lebensstil. Mit der Zunahme von chronischen Erkrankungen, deren Ursachen meist multikausal bedingt sind und die häufig nicht geheilt werden können, wurden die Phänomene Krankheit und Gesundheit aus neuen Perspektiven betrachtet. Ausgehend von der übergeordneten Leitfrage »Was erhält Gesundheit« wurden die gesundheitserhaltenden Faktoren zunehmend in den Mittelpunkt des Forschungsinteresses gerückt.

Nähert man sich dem Begriff der wörtlichen Übersetzung, dann leitet sich die Salutogenese ab von *salus* (lat.): Heil, Gesundheit, Rettung und *Genesis* (griech.): Entstehung, Ursprung. Es geht also um Entstehung von Gesundheit im Sinne eines komplexen Geflechtes von psychischen, physischen und sozialen Faktoren.

Wenngleich sich salutogenetische Gedanken bei verschiedenen Autoren in der Medizin, Psychologie oder Philosophie aufzeigen lassen, geht der Begriff der Salutogenese in unserem heutigen Verständnis auf den Medizinsoziologen Aaron Antonovsky (1923–1994) zurück. Ihm kommt das Verdienst zu, den Begriff eingeführt und das Konzept der Salutogenese als eines der umfangreichsten Modelle zur Bedeutung von Protektivfaktoren ausgearbeitet zu haben. Seine Forschungen beschäftigten sich mit der Frage, warum und auf welche Weise Menschen trotz verschiedener (mikrobiologischer, chemischer, physikalischer, psychologischer, sozialer und kultureller) krankheitserregender Bedingungen gesund bleiben. In seinem Konzept der Salutogenese, das er in einem Zeitraum von ca. zehn Jahren entwickelte, spielen die personalen und sozialen Ressourcen eine wesentliche Rolle, wobei sein Forschungsinteresse auf den personalen Ressourcen liegt (Antonovsky 1997). Die zentrale personale Ressource ist in seinem Modell das Kohärenzgefühl (sense of coherence), ein Konstrukt, das ausdrückt, in welchem Umfang jemand ein generalisiertes, überdauerndes, trotzdem auch dynamisches Gefühl des grundlegenden Vertrauens besitzt. Das Kohärenzgefühl beinhaltet ein positives Selbstbild hinsichtlich der eigenen Handlungsfähigkeit, der Bewältigungsmöglichkeit externer und interner Lebensbedingungen mit dem Bestreben, den Lebensbedingungen einen subjektiven Sinn zu geben und sie mit den eigenen Wünschen und Bedürfnissen in Einklang zu bringen. Drei Komponenten spielen dabei eine wesentliche Rolle:

- Verstehbarkeit – die Fähigkeit, komplexe Lebenszusammenhänge und Lebensprozesse zu verstehen
- Handhabbarkeit oder Machbarkeit – die Überzeugung, das eigene Leben gestalten zu können
- Bedeutsamkeit oder Sinnhaftigkeit – der Glaube, dass das Leben einen Sinn hat

In der salutogenetischen Sichtweise werden Gesundheit und Krankheit als zwei Pole auf einem Kontinuum verstanden, d. h. jeder Mensch ist mehr oder weniger gesund und mehr oder weniger krank. Ziel ist es, die Faktoren zu fördern, die dazu beitragen, dass Menschen sich immer mehr in Richtung Gesundheit entwickeln. Dabei ist es wichtig, den ganzen Menschen mit all seinen Facetten, Möglichkeiten und Grenzen im Auge zu haben. Hierbei spielt die Biografie eines Menschen eine wichtige Rolle, aus der die individuellen Faktoren identifiziert werden können, die ihn Richtung Gesundheit auf dem angesprochenen Kontinuum führen. Gleichzeitig betont Antonovsky aber auch, dass das Leben immer auch durch Stressfaktoren beeinflusst wird, psychosozialer Stress per se aber nicht gesundheitsschädigend sein muss, sondern auch gesundheitsfördernd sein kann, wenn er von der betreffenden Person als eine Herausforderung erlebt wird (Bengel 1997; Weis 1997).

2.2 Stellenwert der Salutogenese in der Psychoonkologie

Die Auseinandersetzung mit einer Krebserkrankung geht mit starken Gefühlen einher, wie existenzieller Verunsicherung, Ohnmacht, dem Gefühl des Ausgeliefertseins und des Kontrollverlustes. Viele Patienten richten ihr Augenmerk häufig nur noch auf das erlebte Defizit. Sie nehmen sich selbst gegenüber einen pathogenetischen Blickwinkel ein.

Psychoonkologische Behandlungsansätze richten sich darum insbesondere darauf, diese Sichtweise zu verändern und die Selbstkontrolle der Patienten zu fördern, vorhandene Ressourcen wahrzunehmen und zu stärken und sie in ihrer Krankheitsverarbeitung zu unterstützen. Gesundheitserhaltende Faktoren sollten im Mittelpunkt des therapeutischen Arbeitens stehen und den Patienten helfen, so konstruktiv wie möglich mit den Bedrohungen und Krisen umzugehen. Zielsetzungen therapeutischen Handelns sind dabei:

- Stärkung des Selbsthilfepotenzials (Selbstkontrolle, Selbstverantwortung)
- Ermutigung zu offenem Ausdruck von Gefühlen, insbesondere Angst, Wut und andere sogenannte negative Gefühle
- Reduktion von Angst, Depression, Hilflosigkeit und Hoffnungslosigkeit
- Verbesserung des Selbstwertgefühls und der mentalen Einstellung zur Krebserkrankung
- Förderung der verbleibenden Gesundheit und personaler Ressourcen
- Verbesserung der Kommunikation zwischen Patienten, Partnern und Angehörigen

2.3 Die Bedeutung von Stress und Stresserleben für Krankheit und Gesundheit

»Stress« ist ein umgangssprachlich viel benutzter, aber wenig differenzierter Begriff. Er wird sowohl für stressauslösende Bedingungen verwendet wie auch für die Befindlichkeit der betroffenen Person benutzt und spielt auch in der Diskussion um das Belastungserleben bei Krebspatienten eine große Rolle. Zum besseren Verständnis von Belastungsfaktoren und Belastungserleben bei Krebspatienten werden im Folgenden die grundlegenden Zusammenhänge des Phänomens Stress verdeutlicht (Heinrichs et al. 2015).

Stressauslösende Bedingungen werden als Stressoren bezeichnet. Stressoren können alle Anforderungen oder Belastungen sein, die bei einer Person eine Stressreaktion auslösen. Dazu zählen auch seelische Stressoren, wie negative Denkmuster, die Neigung zu Ungeduld, Ärger, Wut, Angst, Feindseligkeit, Versagensängste, Zeit- und Leistungsdruck, zu hohe Erwartungen, Unterforderung, Überforderung, Nichterfüllung wesentlicher Bedürfnisse, Enttäuschung oder Hilflosigkeit. Je unbekannter eine Situation ist, je weniger sie vorhersehbar ist und je weniger der Betroffene die Einschätzung hat, dass er sie beeinflussen kann, desto belastender wird er sie empfinden und mit großer Wahrscheinlichkeit mit einer Stressreaktion antworten.

Unter Stressreaktionen werden alle Prozesse zusammengefasst, die aufseiten der betroffenen Person als Antwort auf einen Stressor in Gang gesetzt werden. Stressreaktionen können auf der körperlichen, kognitiv-emotionalen Ebene und auf der Verhaltensebene beschrieben werden.

Stressreaktionen auf der körperlichen Ebene zeigen sich vor allem in den folgenden Symptomen:

- Die Herzschlagrate steigt an, weil das Herz besser durchblutet und leistungsfähiger wird.
- Der Blutdruck steigt.
- Der Blutzuckerspiegel steigt.
- Die Atmung wird schneller, weil die Bronchien sich erweitern.
- Die Muskelspannung erhöht sich, weil die Skelettmuskulatur vermehrt durchblutet wird.

Personen unter Stress beschreiben aber beispielsweise auch einen trockenen Mund, einen Kloß im Hals, ein flaues Gefühl im Magen, Herzrasen oder -stolpern. Oft klagen sie über eine ungewöhnliche Müdigkeit.

Stressreaktionen auf der Verhaltensebene beschreiben alle Verhaltensweisen, die Personen in belastenden Situationen zeigen, z. B.:

- ungeduldiges Verhalten
- konfliktreicher Umgang mit anderen Menschen, wie gereiztes, aggressives Verhalten, »aus der Haut fahren«
- Suchtverhalten wie Rauchen, Alkohol- oder Drogenkonsum, Esssucht

Kognitiv-emotionale Stressreaktionen umfassen intrapsychische Vorgänge, wie Gedanken und Gefühle, die von belastenden Situationen ausgelöst werden:

- Gefühle der inneren Unruhe, Nervosität oder des Gehetztseins
- Leere im Kopf (Blackout)
- Denkblockaden
- Gedankenkreisen, Grübeln
- Konzentrationsstörungen
- Leistungsstörungen
- Scheuklappeneffekt: Rigidität
- Problemtrance

Die Stressreaktionen auf allen drei Ebenen können sich wechselseitig beeinflussen und sich im Sinne eines Circulus vitiosus auch gegenseitig negativ verstärken.

Physiologisch werden diese Reaktionen durch das komplexe Zusammenspiel des zentralen Nervensystems, des vegetativen Nervensystems und des hormonellen Systems bewirkt. Dabei steht die Ausschüttung von Hormonen in der Nebennierenrinde (u. a. Cortisol) und im Nebennierenmark (u. a. Adrenalin) im Vordergrund. Bei entsprechender Stimulierung wird über den sympathischen Teil des vegetativen Nervensystems das Nebennierenmark angeregt. So kommt es zu einer vermehrten Ausschüttung von Stresshormonen wie Adrenalin und Noradrenalin. Beide Hormone versetzen den Organismus in die Lage, sehr schnell zu reagieren (»Notfallreaktion«). Gleichzeitig kommt es im Hypothalamus zur Freisetzung des Corticotropin-Releasing-Faktors (CRF). Es handelt sich dabei um ein Hormon, das über ein Gefäßsystem zur Hypophyse gelangt, dort die Sekretion des Hormons Adrenocorticotropin (ACTH) bewirkt, das wiederum in der Nebennierenrinde die Freisetzung von Cortisol anregt. Dieses Hormon hat Einfluss auf die Bereitstellung von energieliefernden Blutzucker bis zur Einflussnahme auf das Immunsystem (von Dawans & Heinrichs 2018).

Die Auswirkungen von Stress auf die Gesundheit sind ein Thema, das Patienten häufig beschäftigt, insbesondere ob Stress im Beruf oder in privaten Lebenssituationen ihre Krebserkrankung verursacht haben könnte oder den weiteren Verlauf der Erkrankung ungünstig beeinflussen kann.

Biologisch betrachtet ist Stress eine notwendige Reaktion des Körpers, einer Gefahr zu begegnen, nämlich Energie für Kampf oder Flucht bereitzustellen. Auch in unserem normalen Alltag ermöglicht uns diese Reaktionsfähigkeit auf schnell wechselnde Lebensumstände zu reagieren. Auf der körperlichen Ebene erfolgt nach den ersten Stressreaktionen eine Anpassungsphase, in der sich der Körper wieder auf Normalniveau zurückreguliert, auch wenn der Stressauslöser weiter einwirkt. Folgt aber hierauf keine Erholungsphase, kann es zur Erschöpfung der körperlichen Reaktionsfähigkeit kommen. Grundsätzlich ist eine körperliche Aktivierung, die durch einen Stressor ausgelöst wird, nicht gesundheitsschädlich, sofern die Stresssituation nicht langfristig bestehen bleibt.

In der sozialen Stresstheorie werden die beiden Konzepte »Eustress« und »Distress« gegenübergestellt. Das Konzept Eustress beschreibt im Stresserleben eines Menschen die Bewertung von Belastungen als Herausforderung, bei denen sich die Person als kompetent erlebt, um die Belastungssituation gut meistern zu können. Eine mittlere Aktivierung wird meist als angenehme Anspannung erlebt und ist Voraussetzung für eine optimale Leistung. Das Konzept Distress dahingegen beschreibt das Belastungserleben als eine Überforderung mit lang anhaltender Aktivierung sowie Anspannung ohne Erholungsmöglichkeiten. Die Grenzen zwischen Eustress und Distress sind in der Regel fließend. So kann sich eine positive Herausforderung sehr schnell in Distress umwandeln. Was Menschen als Stress erleben, ist daher interindividuell sehr unterschiedlich. Was von einem als belastend erlebt wird, wird von jemand anderem als anregend empfunden. Wie jemand auf stressauslösende Situationen reagiert, hängt im Wesentlichen davon ab, welche Bedeutung die jeweilige Situation für die betroffene Person hat und wie sie die eigenen Bewältigungsmöglichkeiten einschätzt bzw. die Unterstützung, die ihr zur Verfügung steht, auf die sie zurückgreifen kann.

Psychoneuroimmunologische Studien zeigen, dass psychosoziale Belastungssituationen das Immunsystem nachhaltig beeinflussen können (Schubert 2015). Darunter fallen primäre und sekundäre Antikörperreaktionen, B- und T-Lymphozytenfunktionen und NK-Zell-Zytotoxizität (natürliche Killerzellenaktivität). Vor allem chronische Belastungen scheinen das Immunsystem zu schwächen und zu gesundheitlichen Störungen zu führen oder den Verlauf bestehender Krankheiten negativ zu beeinflussen. In diesem Zusammenhang sind es jedoch vor allem die kritischen Veränderungen des Gesundheitsverhaltens, die aufgrund von Stress und den daraus erfolgenden Stressreaktionen, wie beispielsweise Zigaretten- oder Alkoholkonsum, zu wenig Schlaf, zu wenig Entspannung oder zu wenig Bewegung, zu gesundheitlichen Problemen führen.

Während die Beeinflussung der Krebsentstehung durch Persönlichkeitsmerkmale mittlerweile als widerlegt gilt (Bergelt 2016), ist eine kausale Beziehung zwischen Stress und der Entstehung einer Krebserkrankung nach wie vor unklar. Im Rahmen von experimenteller Forschung ist es sehr schwierig, die Vielzahl der interagierenden Variablen zu kontrollieren und die immunologischen Parameter zu verschiedenen relevanten Zeitpunkten zu erfassen. Außerdem müssen gleichzeitig der subjektiv erlebte Stress, die der jeweiligen Person zur Verfügung stehenden Verarbeitungsstrategien und das Ausmaß an sozialer Unterstützung berücksichtigt werden. So lässt sich zusammenfassen, dass der kausale Zusammenhang zwischen emotionalen Belastungen, psychischen Stressfaktoren und Depression auf die Entstehung einer Krebserkrankung bislang nicht eindeutig belegt werden konnte (Ahn et al. 2016; Nakaya 2014; Wang et al. 2020). Etwas mehr Belege finden sich hinsichtlich der Bedeutung psychischer Komorbidität, vor allem einer diagnostizierten Depression, für den Verlauf (vor allem die Mortalität) einer Krebserkrankung (Wang et al. 2020). Die zahlreichen Befunde werden im Wesentlichen erklärt mit der geringeren Behandlungsadhärenz von depressiven Patienten, mit der Tendenz zu Isolation und Rückzug und der damit verbundenen geringeren Bereitschaft, Unterstützungsangebote wahrzunehmen.

In der Leitlinie Psychoonkologie wird die Bedeutung einer frühzeitigen Erkennung über Screeningverfahren herausgestellt und bei Vorliegen einer Depression die leitliniengerechte Behandlung empfohlen (AWMF 2014).

Inwieweit psychische Stressoren als Einflussfaktoren in der wissenschaftlichen Diskussion zukünftig eine Rolle spielen werden, wird von der weiteren Entwicklung des Fachgebiets der Psychoneuroimmunologie abhängen, welche die komplexen Zusammenhänge zwischen endokrinem, neuronalem und immunologischem System erforscht, bislang jedoch noch keine direkt für die Tumorerkrankung übertragbaren Befunde nachgewiesen hat (Hefner & Csef 2017; Schubert 2015).

Die Frage der psychosozialen Mit-Verursachung einer Krebserkrankung stellt sich nach neueren Befunden vor allem auf der Ebene der Sozialepidemiologie sowie des individuellen Lebensstils. So zeigen sozialepidemiologische Studien klare Zusammenhänge zwischen Krebsmorbidität und sozialen Aspekten wie die Schichtzugehörigkeit (Hashim et al. 2019). Mögliche Erklärungen für einen Zusammenhang zwischen sozialer Schicht und Krebsmorbidität liegen dabei neben Faktoren des Lebensstils in der Gesundheitskompetenz, der Inanspruchnahme medizinischer Versorgung, des Vorsorgeverhaltens und den Vorbeugungsmaßnahmen. Darüber hinaus zeigt die Verhaltensmedizin, dass durch das Konzept der Lebensweisen und Risikofaktoren psychische Ursachen auch als vermittelnde und indirekte Faktoren in Betracht gezogen werden müssen. Das Konzept der Lebensweisen und Risikofaktoren liefert in Bezug auf die Primärprävention wichtige Erkenntnisse, steht aber in der Erklärung möglicher zugrunde liegender psychischer Steuerungsmechanismen noch in den Anfängen. Es ist jedoch anzunehmen, dass individuelle Verhaltensweisen wie Sonnenexposition, Ernährungsgewohnheiten oder das Rauchen durch verschiedene psychische und soziale Einflussmerkmale gesteuert werden. Hier dürfte in den nächsten Jahren ein wichtiges Forschungsgebiet auch für die Psychoonkologie liegen, wobei die Erkenntnisfortschritte der Gesundheitspsychologie und Gesundheitswissenschaften hier einzubeziehen sind.

Es bleibt festzuhalten, dass hinsichtlich der Bedeutung des psychischen Wohlbefindens (vor allem Stress und Depression) für die Entstehung und den Verlauf einer Tumorerkrankung bisher heterogene Befunde vorliegen und mit geringfügigen Unterschieden diese wissenschaftlich als nicht eindeutig belegt gelten. Nach neueren Erkenntnissen wirken psychische Faktoren als mögliche Kovariaten in der Krebsentstehung nicht direkt auf pathogenetische Prozesse, sondern indirekt über den Lebensstil oder die soziale Schichtzugehörigkeit. Diese Informationen werden von den meisten Patienten als Entlastung aufgenommen und helfen ihnen bei der Suche nach neuen Zukunftsperspektiven und neuen Wegen für eine situationsangepasste Krankheitsverarbeitung.

3 Psychosoziale Belastungen und Komorbidität bei Krebs

3.1 Allgemeine Übersicht

Eine Tumorerkrankung ist durch zahlreiche körperliche sowie seelische Belastungen gekennzeichnet, die das Leben der Betroffenen durch Beschwerden und Einschränkungen der Funktionsfähigkeit in Beruf und Alltag negativ beeinflussen. Die psychosozialen Aspekte einer Tumorerkrankung sind wissenschaftlich häufig untersucht worden, sodass wir über ein umfangreiches Wissen hinsichtlich der spezifischen psychosozialen Belastungen und der psychischen Komorbidität verfügen.

Bereits bei Vorliegen eines Krebsverdachts können für die Betroffenen je nach Dauer der Diagnostikphase psychische Belastungen und starke Verunsicherung entstehen. Die Mitteilung der Krebsdiagnose wird von den meisten Patienten als ein schwerer Schock erlebt, verbunden mit Gefühlen existenzieller Lebensbedrohung, Ohnmacht, Kontrollverlust und Irreversibilität (Weis et al. 2016). Zugleich bricht eine Fülle von Informationen auf den Betroffenen ein, die es zu ordnen und zu verarbeiten gilt. Sehr rasch muss sich der Patient für die notwendigen Therapiemaßnahmen entscheiden. Die Behandlung geht häufig mit vielfältigen Belastungen und Problemlagen einher, die durch vorübergehende oder bleibende körperliche Leistungseinschränkungen und funktionelle Störungen (wie Leistungseinbußen, Schmerzen, Sensibilitätsstörungen, neuropsychologische Störungen) gekennzeichnet sind und die Lebensqualität der Betroffenen beeinträchtigen. Durch die vielfältigen Probleme, die Lebensbedrohlichkeit der Erkrankung und die existenzielle Verunsicherung können nach Diagnosestellung, aber auch im gesamten Verlauf der Erkrankung und Behandlung Störungen der emotionalen Befindlichkeit auftreten, die je nach Schweregrad auch den Charakter einer psychischen Störung im Sinne einer ICD-Klassifikation (vor allem Angststörungen und depressive Störungen) annehmen können. Ferner hat die Erkrankung auch negative Auswirkungen auf die Partnerschaft und Familie, beispielsweise im Bereich der Kommunikation, Rollenveränderungen, Sexualität. Eine Tumorerkrankung wird häufig mit Unheilbarkeit, Tod und Sterben und starkem Leiden assoziiert und kann im sozialen Bereich daher bei den Betroffenen zu Rückzug und sozialer Isolierung führen; dies wird verstärkt bei denjenigen Tumorarten, bei denen durch die Sichtbarkeit der körperlichen Versehrtheit Ängste vor Stigmatisierung entstehen. Im Bereich der beruflichen Belastungen stehen neben den erlebten beruflichen Leistungseinschränkungen vor allem der drohende oder bereits erfolgte berufliche Ausstieg durch eine Frühberentung, erlebte Rückstufungen, Reduktion der Arbeitszeit oder Übernahme einer weniger verantwortungsvollen Tätigkeit und damit verbundene existenzielle und finanzielle Probleme im

Tab. 3-1 Psychosoziale Problembereiche bei Tumorerkrankungen

Belastung durch Krebs und seine Behandlung (bspw. körperliche und seelische Folgeprobleme, psychosomatische Störungen, Funktionseinschränkungen)
Partnerschaft und Familie (bspw. Kommunikation, Rollenänderungen, Sexualität)
Soziale und berufliche Integration (beispielsweise Rückzug, soziale Isolierung, Frühberentung, Arbeitsplatzwechsel, Umsetzung)
Existenzielle und spirituelle Probleme (bspw. Konfrontation mit der eigenen Endlichkeit, Suche nach Sinn, spirituellen, religiösen, philosophischen Erklärungen)
Probleme des Versorgungssystems (bspw. inadäquate Arzt-Patienten-Kommunikation, entpersonalisierte Behandlung, Zeitmangel, fehlende Information, fehlende Intimität)
Funktionelle Störungen (bspw. neuropsychologische Störungen, Polyneuropathie)

Vordergrund. Tabelle 3-1 fasst die psychosozialen Problembereiche nach einer Tumorerkrankung überblickartig zusammen.

Mit dem Konzept der psychosozialen Belastungen (psychosozialer Distress) als sechstes Vitalzeichen wird ein breites Spektrum von belastenden Erfahrungen physischer, psychischer, sozialer oder existenziell/spiritueller Art beschrieben, das im Sinne eines Kontinuums von normalen Gefühlen der Verletzlichkeit, Traurigkeit und Angst bis hin zu Depression und Angststörungen, sozialer Isolation und existenziellen Krisen reicht (Watson & Bultz 2010) (Abb. 3-1).

Auch Ärger und Wut können als Reaktion auf das als ungerecht empfundene Schicksal auftreten und zu ungerechten Reaktionen im sozialen Umfeld führen. Häufig entsteht ein Gefühl des Ausgeliefertseins in Verbindung mit Hilflosigkeit und Ohnmacht gegenüber der Erkrankung und dem medizinischen System. Die Konfrontation mit den Grenzen der körperlichen Unversehrtheit und der Lebenszeit kann eine tiefe Verunsicherung bewirken.

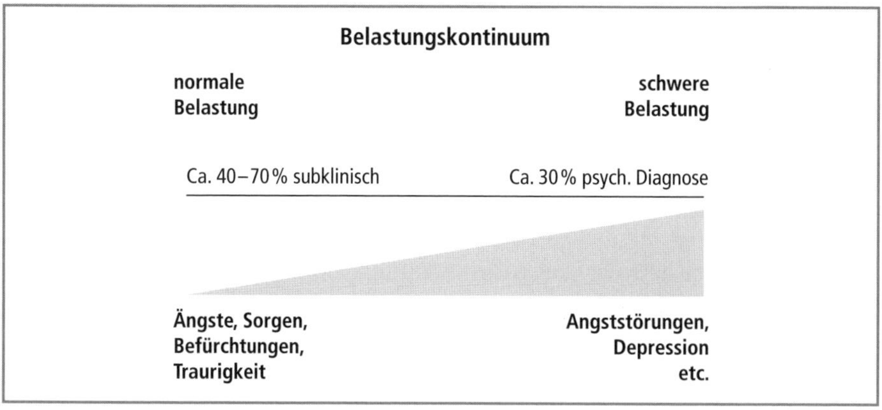

Abb. 3-1 Das Konzept Belastungserleben in der Psychoonkologie

In diesem Zusammenhang ist auch das Thema Scham zu nennen: Scham im Hinblick auf den eigenen Körper, der durch Operation, Bestrahlung, Chemotherapie verändert und verletzt wurde und oft als verunstaltet erlebt wird (beispielsweise Amputation, Stoma, Narben, Haarausfall). Dadurch ist oft auch die Sexualität von Krebspatienten stark beeinflusst. Viele Patienten wünschen sich zwar körperliche Nähe, doch ein verändertes Körpergefühl durch eine Amputation, massive operative Eingriffe oder auch durch eine Antihormontherapie können Unsicherheit und Unbehagen wie auch Libidoverlust zur Folge haben.

Nach aktuellen Untersuchungen wird davon ausgegangen, dass ca. 40–60% aller onkologischer Patientinnen und Patienten unter hohem Distress leiden (Mehnert et al. 2018). Im Hinblick auf die psychoonkologische Versorgung stehen daher die Forderungen, den Grad der individuellen Belastung bei Krebspatienten durch geeignete Screeningverfahren zu erfassen und das Ergebnis diagnostisch weiter abzuklären, im Vordergrund (AWMF 2014; Herschbach & Weis 2008; Mehnert et al. 2006).

Im Folgenden soll auf einige der zentralen Belastungen und Folgeprobleme bei Tumorerkrankungen noch etwas detaillierter eingegangen werden.

3.2 Spezielle Belastungen

3.2.1 Tumorassoziierte Fatigue

Viele Tumorpatienten fühlen sich während und auch nach Abschluss der Behandlung in ihrer Leistungsfähigkeit stark eingeschränkt. Sie sind körperlich schnell erschöpft und erleben diese Erschöpfung in großer Diskrepanz zu der Zeit vor der Diagnosestellung. Dieses Erschöpfungssyndrom wird in der Fachwelt mit dem Begriff »tumorassoziierte Fatigue« benannt (Weis & Heim 2015). Der Begriff Fatigue leitet sich ab von dem lateinischen Wort »fatigatio«, was wörtlich übersetzt »Ermüdung«, »Erschöpfung« bedeutet. Im Vergleich zu Gesunden, die ihre Müdigkeit als ein normales, mit dem Tagesablauf und seinen Aktivitäten verbundenes Gefühl erleben, wird die tumorbedingte Fatigue als ein ungewöhnlicher Erschöpfungszustand charakterisiert, der nicht im Verhältnis zu vorangegangenen Aktivitätsänderungen steht und auch durch ausreichend Schlaf kaum gebessert werden kann (NCCN 2020). Die Betroffenen beschreiben die empfundenen Störungen und Einschränkungen sehr individuell, z. B. über Müdigkeit, Lustlosigkeit, Antriebslosigkeit, Konzentrationsstörungen, Hoffnungslosigkeit, Reizbarkeit oder seelische Erschöpfung (Harrington et al. 2010). Die tumorbedingte Fatigue beeinträchtigt die Lebensqualität und erschwert den Patienten die psychosoziale Reintegration. Die tumorassoziierte Fatigue kann daher auf einer körperlichen, seelischen und kognitiven Dimension dargestellt werden (Heim & Weis 2014) (Abb. 3-2).

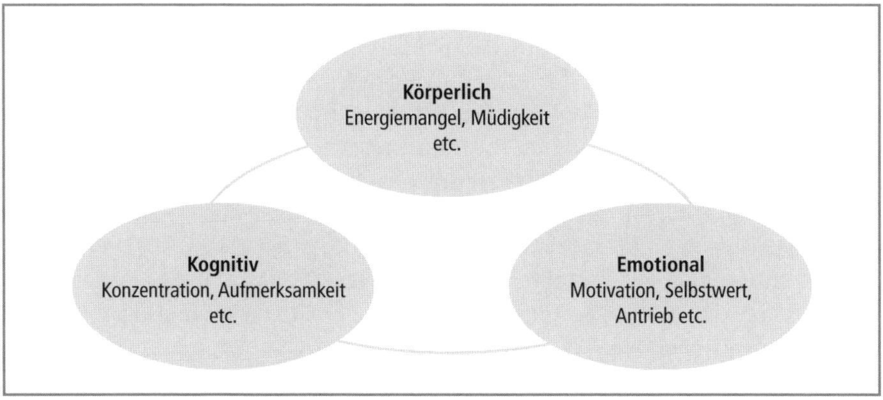

Abb. 3-2 Dimensionen der tumorassoziierten Fatigue

Mit Blick auf diagnostische und therapeutische Strategien unterscheidet man drei Auftretensformen der Fatigue: eine akute, unter laufender Behandlung oder unmittelbar nach Ende der adjuvanten Therapie auftretende Form, eine als Langzeitfolge auftretende Form sowie die Fatigue bei fortgeschrittener Erkrankung. Die Fatigue als Langzeitfolge ohne Anzeichen einer erneuten Tumorerkrankung kann längere Zeit nach Ende der medizinischen Behandlung bestehen bleiben oder Monate, manchmal auch Jahre bzw. das ganze Leben den Patienten begleiten.

Schwierig ist die Abgrenzung zur Depression, da die oben genannten Symptome auch auf diese hinweisen können. Einerseits kommt Fatigue bei Patienten mit depressiver Persönlichkeitsstruktur häufiger vor, andererseits kann sie auch Depressionen auslösen. Bei genauerer Betrachtung wird jedoch deutlich, »dass depressive Störungen über Fatigue hinaus gehen« (Brown und Kroenke 2009). Depressive Störungen umfassen zusätzlich Schuldgefühle, Selbstentwertungen, Pessimismus, sozialen Rückzug, Versagensängste und ggf. Suizidgedanken, Trauer und Angst.

In verschiedenen Studien konnte gezeigt werden, dass die tumorbedingte Fatigue auch für den beruflichen Wiedereinstieg einen erschwerenden Faktor darstellt (Kuhnt et al. 2017; Spelten et al. 2003).

3.2.2 Kognitive Leistungseinschränkungen

Insbesondere nach Hochdosistherapie, neurotoxischer Chemotherapie, Bestrahlung oder aber auch infolge der personalisierten molekularbiologischen Therapiestrategien können milde bis stark ausgeprägte Störungen im Bereich der Aufmerksamkeit, des Gedächtnisses, der Informationsverarbeitung auftreten, die eine spezifische Diagnostik erfordern und bei entsprechender Ausprägung auch eine Therapie (neuropsychologisches Training) notwendig machen (Ahles et al. 2012). Kognitive Defizite als eine von verschiedenen Therapiefolgestörungen nach onkologischen Behandlungen, speziell der Chemotherapie, können nach adjuvanter Therapie bei bis zu 70 % der Patienten auftreten (Wefel et al. 2011); kognitive Leistungseinschränkungen als Langzeitfolgen werden bei ca. 15–20 % der Patienten berichtet. Da die vorbestehenden Einschränkungen zumeist nicht bekannt sind und nur in wenigen prospektiven Studien untersucht wurden, ist der Anteil der therapiebedingten Folgestörungen nur schwer abzuschätzen. Die somatischen Ursachen bzw. Erklärungsmechanismen dieser Beeinträchtigungen sind nicht vollkommen geklärt, daher wird heute von einer multifaktoriellen Genese ausgegangen, in der neben möglichen direkt toxischen Effekten sowohl indirekt inflammatorische, aber auch psychologische Faktoren eine Rolle spielen (Ahles & Saykin 2007). Die nicht unerhebliche Diskrepanz in einigen Studien zwischen der subjektiven Wahrnehmung und objektiv messbaren Einschränkungen mögen sich z. T. aus diesen Phänomenen erklären. In jedem Fall sollten die von den Patienten geschilderten Beschwerden ernst genommen und je nach Schweregrad ein therapeutisches Konzept angeboten werden. Bisher liegen nur wenige prospektiv-kontrollierte Interventionsstudien vor, sodass die Effekte unterschiedlicher Strategien von Hirnleistungstraining derzeit noch nicht abschließend bewertet werden können. Aufgrund der Befunde zum möglichen Einfluss psychosozialer Belastungsfaktoren scheint ein ausschließlich darauf ausgerichtetes Konzept jedoch nicht auszureichen. Im Rahmen onkologischer Rehabilitationsmaßnahmen können darüber hinaus Verfahren zur Reduktion von Stress und emotionalen Belastungen eingesetzt werden. Mithilfe eines derart pragmatisch ausgerichteten Vorgehens kann für einen größeren Teil der Patienten in wenigen Wochen eine relevante Besserung erreicht werden, die sich in verschiedenen Längsschnittstudien über die Zeit als relativ stabil gezeigt hat. Dennoch besteht ein hoher Forschungsbedarf in der wissenschaftlichen Untersuchung von geeigneten neuropsychologischen Interventionen, insbesondere in der Entwicklung von komplexeren Therapiestrategien.

3.2.3 Progredienz-/Rezidivangst

Viele Krebspatienten haben Angst davor, dass sich ihre Krankheit ausbreiten oder nach erfolgreicher Behandlung wiederkommen könnte.

> **Progredienzangst** bezeichnet die Angst Krebskranker, ihre Erkrankung könne fortschreiten. **Rezidivangst** bezeichnet die Angst davor, dass die Erkrankung nach erfolgreicher Behandlung wiederkommen könnte.

Beide Formen der Angst sind dem subklinischen Bereich zuzuordnen und können als reaktive, bewusst wahrgenommene Furcht charakterisiert werden, die aus der realen Erfahrung einer schweren, potenziell lebensbedrohlichen oder zur Behinderung führenden Erkrankung und ihrer Behandlung entsteht und häufig auch mit Niedergeschlagenheit und Traurigkeit einhergehen (Waadt et al. 2011). Koch et al. (2013) konnten in einer systematischen Literaturanalyse zeigen, dass die Mehrzahl der Langzeitüberlebenden unter diesen beiden Angstformen leidet und dass sich in den Längsschnittstudien die Prävalenzwerte im Zeitverlauf nur wenig ändern. Glaser et al. (2013) berichten in einer großen Studie bei Krebspatienten zwischen einem und fünf Jahre nach Diagnose, dass 47,3 % der Patienten Angst vor einem Rezidiv und 26,8 % Angst vor dem Fortschreiten sowie dem Sterben hatten.

Charakteristisch für die Auseinandersetzung mit einer schwerwiegenden Erkrankung ist, dass Patienten in kürzeren Zeitabständen schnelle Wechsel ihrer Gefühle und insbesondere der negativen Gefühle wie Ängste oder Niedergeschlagenheit erleben. Die genannte Ängste und Gefühle sind zwar belastend für den Betroffenen, stellen aber zugleich auch Energie zur Lösung eines Problems bereit und können so konstruktiv und befreiend wirken. So können Gefühle wie Progredienz- und Rezidivangst einen funktionalen oder auch dysfunktionalen Charakter haben. Die Angst kann sich auf eine bedrohliche Situation in der unmittelbaren Zukunft beziehen (»Nächste Woche habe ich einen Kontrolltermin in der Klinik und habe Angst davor«) oder auf ein als bedrohlich fantasiertes Ereignis (»Ich habe Angst, dass ich irgendwann mal pflegebedürftig werde«). Im ersten Fall hat die Angst einen funktionalen Charakter. Sie ist der Motor für den betreffenden Patienten, sich zu überlegen, wie man sich auf diesen Kontrolltermin vorbereiten kann. Im zweiten Beispiel hat die Angst einen dysfunktionalen Charakter. Sie kann sich lähmend auswirken, weil der Patient auf die fantasierte Situation heute noch nicht einwirken kann. Einen funktionalen Charakter bekommt die Angst in dieser Situation zu dem Zeitpunkt wieder, wenn es dem Patienten gelingt, zu erkennen, dass es sich bei seiner Angst um eine Befürchtung handelt, die eintreten kann, aber nicht muss, damit nur um eine – wenn auch unter Umständen realistische – Möglichkeit seines Krankheitsverlaufs. Hier kann mit dem Patienten erarbeitet werden, was ihm hilft, sich von diesen ängstigenden Gedanken nicht allzu sehr »besetzen« zu lassen und die Angst zu mindern (positive Selbstinstruktionen oder auch Vergewisserung über Möglichkeiten familiärer und professioneller Hilfen, sofern die befürchtete Situation eintreten sollte). So erlangt er wieder seine Selbstkontrolle und Handlungsfähigkeit zurück.

3.2.4 Berufliche Reintegration

Eine Tumorerkrankung bedeutet für viele Patienten auch einen Bruch in der Kontinuität des Arbeitsprozesses. Die berufliche Reintegration bei Tumorpatienten stand aufgrund der Besonderheiten der Tumorerkrankung (u. a. Auftreten im höheren Lebensalter, häufig schlechte Prognose, zahlreiche Folgeprobleme der tumorspezifischen Therapie) lange Jahre weitgehend im Hintergrund. In den letzten beiden Jahrzehnten wurde die berufliche Reintegration in der Onkologie jedoch zunehmend in den Mittelpunkt gerückt, da sich eine erfolgreiche berufliche Reintegration positiv auf die Lebensqualität der Patientinnen und Patienten auswirkt und auch im Hinblick auf die Krankheitsverarbeitung von großer Bedeutung ist (Böttcher et al. 2012; Mehnert 2011). Daher ist die Förderung der beruflichen Integration für die noch im Erwerbsleben stehenden Krebspatientinnen und -patienten ein wichtiges Ziel vor allem im Rahmen der psychosozialen Rehabilitation. Hierbei geht es vorrangig um die Stärkung der Motivation bei den Betroffenen, die Bearbeitung von individuellen und sozialen Konfliktsituationen am Arbeitsplatz, die Stärkung der kommunikativen Kompetenz im Umgang mit Kollegen und Vorgesetzten sowie die Unterstützung bei der Überwindung von Barrieren aufgrund krankheitsbedingter Abwesenheitszeiten. Nach erfolgreicher medizinischer Therapie stellen sich die Fragen nach dem richtigen Zeitpunkt des Wiedereinstiegs oder die damit verbundene Entscheidungen in Bezug auf die berufliche Reintegration. Die Verunsicherung über die weitere berufliche Perspektive kann auch nach bereits erfolgter Wiederaufnahme des Berufs fortbestehen, insbesondere dann, wenn durch erlebte Leistungseinschränkungen zusätzliche Belastungen und Rollenunsicherheiten entstehen. So ist die Situation der Betroffenen durch das Dilemma gekennzeichnet, einerseits wieder formal als arbeitsfähig und voll einsatzfähig zu gelten und andererseits als chronisch Kranker die eigentlich geforderten Leistungen nicht immer in dem gewohnten Ausmaß erfüllen zu können (Spelten et al. 2003).

Dennoch bedeutet eine berufliche Reintegration (sei es im Rahmen einer Vollzeitanstellung oder der Reduzierung der Arbeitszeit) für viele Patienten auch eine (vollständige oder teilweise) Wiedererlangung der Rollenfunktion und kann dadurch zu einer Verbesserung der psychischen Befindlichkeit und Steigerung der Lebensqualität beitragen. Vor diesem Hintergrund kann die Wiederaufnahme der Arbeitstätigkeit die Krankheitsverarbeitung verbessern, das Selbstwertgefühl durch positive Erfahrungen stärken, aktive Verarbeitungsstrategien in anderen Bereichen unterstützen sowie soziale Kontakte und sozialen Austausch leichter ermöglichen. Diese positiven Auswirkungen auf die Krankheitsverarbeitung können jedoch nur eintreten, wenn der Patient seine Belastbarkeit realistisch einschätzen und mögliche Leistungseinschränkungen akzeptieren kann. Vor diesem Hintergrund ist es verständlich, dass viele, gerade jüngere Patienten auch während der laufenden adjuvanten Therapie versuchen, ihrer Berufstätigkeit (zumindest als Teilzeitbeschäftigung) nachzugehen oder nach Ende der Therapie möglichst bald wieder in den Beruf einzusteigen. Die Wiederaufnahme der Berufstätigkeit geht oft einher mit einer erfolgreichen Krankheitsverarbeitung sowie einer Verbesserung der Lebensqualität und der psychosozialen Situation insgesamt.

Ein weiterer Belastungsfaktor kann dadurch entstehen, dass das soziale Umfeld (Familie, Freunde, Bekannte, Kollegen) offen oder versteckt auf den Patienten Druck ausübt, zur Normalität, d.h. zur Situation vor der Erkrankung zurückzukehren, insbesondere wenn die Behandlung als kurativ abgeschlossen gilt. Der Patient erfährt häufig Unverständnis seitens des sozialen Umfelds für fortbestehende Leistungseinschränkungen oder andauernde nicht erklärbare Erschöpfungszustände.

In diesem Zusammenhang kann eine medizinische Rehabilitationsmaßnahme für den Patienten eine wichtige Hilfestellung sein (Rick et al. 2012). Im Zuge des Konzeptes der medizinisch-beruflich orientierten Rehabilitation (MBOR) können subjektiv erlebte Leistungsdefizite diagnostisch genauer erfasst und in der

Beratung und Therapie die notwendigen Maßnahmen eingeleitet werden. Patienten und professionelle Helfer (Arzt, Physiotherapeut, Psychologe, Sozialarbeiter etc.) entwickeln gemeinsam auch einen Plan oder eine Strategie für die berufliche Reintegration. Manche Patienten beginnen im Anschluss mit einer stufenweisen Wiedereingliederung, andere reduzieren die wöchentliche Arbeitszeit und entscheiden sich für ein geringeres Einkommen, wechseln den beruflichen Einsatzort oder lassen sich berenten. Da ein flexibler Einstieg gemäß den eigenen Leistungsgrenzen in den meisten Arbeitsverhältnissen nicht möglich ist, streben viele Patienten eine stufenweise Wiedereingliederung an. Sie dient dazu, Menschen nach längerer schwerer Erkrankung schrittweise den Übergang zur vollen Arbeitsbelastung am bisherigen Arbeitsplatz zu erleichtern. So kann der Patient seine Leistungsfähigkeit testen und trainieren. Sie dauert in der Regel zwischen sechs Wochen und sechs Monaten und bedarf der Zustimmung des Arbeitnehmers und des Arbeitgebers. In Absprache mit dem Arzt wird die schrittweise Arbeitsaufnahme flexibel und individuell differenziert umgesetzt. Genauere Informationen erhalten die Patienten während der Rehabilitation beim Arzt und der Sozialberatung und/oder beim Sozialdienst ihrer jeweiligen Krankenkasse, beim zuständigen Rentenversicherungsträger und beim Arbeitgeber (je nach Größe des Betriebes) (Bundesarbeitsgemeinschaft für Rehabilitation 2004).

3.3 Psychische Komorbidität bei Krebspatienten

Wie im vorherigen Abschnitt beschrieben, stellt jede Tumorerkrankung für den Betroffenen und dessen Angehörige eine seelische Belastung dar und wird häufig als ein existenziell bedrohliches Ereignis wahrgenommen. Neben den subklinischen Belastungsreaktionen können in der Folge auch psychische Störungen auftreten. Die in der internationalen Literatur genannten Zahlen zur Prävalenz sind aufgrund der Unterschiedlichkeit der verschiedenen Tumorarten, aber auch wegen der unterschiedlichen diagnostischen Kriterien recht uneinheitlich und schwanken in Abhängigkeit von Schweregrad und Stadium der Erkrankung sowie der jeweiligen Behandlungssituation. Eine epidemiologische Studie in Deutschland konnte zeigen, dass durchschnittlich 34 % aller Krebspatienten (Punktprävalenz) unter einer psychischen Störung infolge der Tumorerkrankung leiden (Mehnert et al. 2014). In der Diagnostik psychischer Störungen bei einer Krebserkrankung ist es aufgrund der somatopsychischen Wechselwirkungen notwendig, die körperlichen Symptome sowie die Behandlungsfolgen (zerebrale Bestrahlung, neurotoxische Zytostatika, Cortison etc.) zu berücksichtigen, damit körperliche Symptome wie Erschöpfung und Antriebsschwäche nicht als Leitsymptome z. B. einer Depression fehlinterpretiert werden. Dabei ist neben der genauen Kenntnis der somatischen Befunde auch die Abklärung möglicher psychischer bzw. psychosomatischer Vorerkrankungen von großer Bedeutung, da sie als Risikofaktoren für das Auftreten einer psychischen Störung bei Krebspatienten anzusehen sind. Bei Tumorpatienten lassen sich nach ICD-Klassifikation überwiegend die in Tabelle 3-2 aufgeführten Störungsbilder festzustellen.

Tab. 3-2 Psychische Komorbidität bei Krebserkrankungen nach ICD-10-Störungsgruppen

Häufige Störungsbilder	Weitere psychische Begleiterkrankungen
F32–F39 Depressive Störungen	**F45** Somatoforme Begleiterkrankungen (z. B. anhaltende somatoforme Schmerzstörungen)
F40–F41 Angststörungen	**F51–F52** Verhaltensauffälligkeiten in Verbindung mit körperlichen Störungen und Faktoren (z. B. nichtorganische Schlafstörungen, sexuelle Funktionsstörungen
F43 Reaktionen schwerer Belastungen (akute Belastungsreaktion, Posttraumatische Belastungsstörungen und Anpassungsstörungen)	**F10–F13** Psychische Verhaltensstörungen durch psychotrope Substanzen
	F60–F62 Persönlichkeits- und Verhaltensstörungen

Am häufigsten werden bei Tumorpatienten **Anpassungsstörungen** (F43.2) diagnostiziert. Unter Anpassungsstörungen versteht man kürzer oder länger andauernde psychische Reaktionen und Beeinträchtigungen, deren Auftreten durch die körperliche Erkrankung erklärt wird. Diagnostische Anzeichen sind depressive Verstimmung, Angstsymptome, Besorgnis, Unfähigkeit, vorauszuplanen und in der gegenwärtigen Situation fortzufahren, sowie Einschränkungen bei der Bewältigung der alltäglichen Routine. Die Angaben schwanken in Abhängigkeit der untersuchten Diagnosegruppe und des untersuchten Settings (Akutkrankenhaus, Rehaklinik oder ambulante Nachsorge) zwischen 2 und 50 %. In der US-amerikanischen Literatur wird im Durchschnitt bei ca. 30 % eine Anpassungsstörung im Sinne der Adjustment Disorder festgestellt (Mehnert et al. 2013).

Auch bei den **depressiven Störungen** (F32–F39) gibt es zur Prävalenz Schwankungen zwischen 4,5 und 58 % (Vehling et al. 2012). Je schlechter der körperliche Zustand ist, etwa im fortgeschrittenen Stadium einer Krebskrankheit, desto höher wird die Prävalenzrate depressiver Störungen angegeben. Die Diagnostik einer depressiven Störung bei Tumorpatienten ist dadurch erschwert, dass die somatischen Symptome wie beispielsweise Gewichtsreduktion, Schlafstörungen, Müdigkeit oder Energieverlust Teil der körperlichen Erkrankung Krebs sind und nicht als verlässliches Kriterium für die Diagnose einer Depression zugrunde gelegt werden können. Insbesondere die körperlichen Symptome können durch die Therapie oder die Erkrankung selbst bedingt sein und sind daher nicht als depressive Symptomatik zu bewerten. Affektive Symptome wie Dysphorie, Hoffnungslosigkeit, Schuld, Suizidgedanken oder Gefühle der Wertlosigkeit müssen daher in der Diagnostik der depressiven Störungen bei Tumorpatienten vor diesem Hintergrund betrachtet werden. Erkenntnisse aus Studien zur Krankheitsverarbeitung zeigen, dass nicht jedes Gefühl der Niedergeschlagenheit zwangsläufig auf eine psychopathologische Störung hinweisen muss, sondern auch Ausdruck einer subklinischen Belastung sowie der Krankheitsverarbeitung sein kann. So kann beispielsweise Trauer, sei es über den Verlust eines Organs, den

Verlust der Haare oder über die verloren gegangene Mobilität, eine normale situationsadäquate Reaktion darstellen. Insgesamt ist daher zu beachten, dass die Diagnose einer depressiven Störung bei Tumorpatienten einer genauen differenzialdiagnostischen Einschätzung unter Einbeziehung der körperlichen Symptomatik der Patienten bedarf.

Angststörungen (F40–F41) bei Tumorpatienten umfassen allgemeine Angststörungen, Angst in Zusammenhang mit somatischen Aspekten wie Schmerz und Ähnlichem sowie Angststörungen (Phobien, Panikattacken, chronische Angststörungen), die durch die Erkrankung und Behandlung zu einer Verstärkung der Symptomatik führen können. Insbesondere Phobien können die tumorspezifisch notwendige Behandlung beeinträchtigen (z. B. Spritzenphobie) und sollten daher in jedem Fall behandelt werden. Hauptquellen sind die Befürchtungen eines Rezidivs, einer Metastasierung, eines therapieinduzierten Zweittumors oder auch Ängste vor den Nebenwirkungen ihrer Therapien. Wie bei allen psychischen Störungen variiert die Prävalenz je nach Untersuchungsgruppe und Untersuchungssetting von 10 bis ca. 40 % (Mehnert et al. 2014; Vehling et al. 2012).

Die **Posttraumatische Belastungsstörung** (ICD-10, F43.1) bzw. Post Traumatic Stress Disorder (PTSD nach DSM-IV) wird auch im Zusammenhang mit schweren lebensbedrohlichen Erkrankungen wie Tumorerkrankungen diskutiert (Esser et al. 2019), spielt aber hinsichtlich der Prävalenzzahlen eine eher untergeordnete Rolle. Nach DSM-IV liegt die Ursache in einer Konfrontation mit Tod, Lebensgefahr oder starker Körperverletzung mit einhergehender Bedrohung der körperlichen Unversehrtheit der eigenen oder anderer Personen. Für viele Patienten stellt die Diagnosemitteilung ein potenziell traumatisierendes Ereignis dar, was unter Umständen als Trauma erlebt werden oder nicht verarbeitete biografische Traumata reaktivieren kann. Zur Diagnose einer PTSD müssen folgende Symptome festzustellen sein: wiederholtes und persistierendes Erleben (länger als ein Monat) des traumatisierenden Ereignisses, Verleugnen und Vermeidung des intrusiven Erlebnisphänomens, psychovegetative Erregungszustände. Hinzu kommen Symptome, wie Schlafstörungen, Reizbarkeit und Wutausbrüche, Konzentrationsschwierigkeiten, Hypervigilanz und übertriebene Schreckreaktionen. Angst und Erregungszustände vor Überflutung oder Antizipation des unmittelbar bevorstehenden eigenen Todes sind weitere wichtige Merkmale auf der Symptomebene. Angaben zur Prävalenz des PTSD bei Krebspatienten schwanken zwischen 2 und 39 %, je nach verwendetem Instrument und untersuchter Stichprobe.

Die für Deutschland repräsentativen Prävalenzzahlen für psychische Störungen bei Tumorpatienten werden in Tabelle 3-3 zusammengefasst.

Tab. 3-3 Prävalenzzahlen psychischer Komorbidität bei Tumorpatienten

Psychische Störung	Punktprävalenz[1]	12-Monats-Prävalenz[2]	Lebenszeitprävalenz[2]
Affektive Störungen (F30–F39)	6,5 %	12,5 %	20,5 %
Angststörungen (F40–F42.9)	11,5 %	15,8 %	24,1 %
Posttraumatische Belastungsstörung (F43.1)	2,5 %	2,6 %	4,9 %
Anpassungsstörung (F43.2)	11,1 %	11,1 %	–
Somatoforme Störungen (F45.0–F45.9)	5,3 %	9,5 %	19,9 %
Essstörungen (F50)	0 %	0 %	0,2 %
Tabakabhängigkeit/-missbrauch (F17)	4,5 %	7,3 %	18,2 %
Alkoholabhängigkeit/-missbrauch (F10)	0,3 %	1,1 %	6,4 %

[1] Mehnert et al. (2014)
[2] Kuhnt et al. (2016)

4 Krankheitsverarbeitung

4.1 Definition der Krankheitsverarbeitung

Unter Krankheitsverarbeitung werden alle psychischen Regulationsprozesse verstanden, die dazu dienen, die durch die Krankheit bedingten Belastungen und Beeinträchtigungen der seelischen sowie körperlichen Befindlichkeit zu bewältigen.

Daran sind subjektive Wahrnehmung, emotionales Erleben und kognitive Bewertungsprozesse beteiligt, die ihrerseits das Handeln direkt oder indirekt beeinflussen. Auf der Basis der sozialen Stresstheorie entwickelten Lazarus & Folkman (1984) eine transaktionale Theorie der Krankheitsverarbeitung, auf die sich alle neueren Ansätze beziehen. Heute geht man davon aus, dass Krankheitsverarbeitung ein kontinuierlicher Prozess ist, in dem die Auseinandersetzung mit den Belastungen auf den Ebenen des Denkens, Fühlens und Handelns erfolgt und durch permanente Bewertungsprozesse geleitet wird (Weis 2002).

In Anlehnung an Lazarus & Folkman (1984) definiert Heim (1988, S. 9) Krankheitsverarbeitung wie folgt:

Krankheitsverarbeitung

»Krankheitsverarbeitung ist das Bemühen, bereits bestehende oder zu erwartende Belastungen durch die Krankheit mehr psychisch (emotional, kognitiv) oder durch zielgerichtetes Verhalten und Handeln zu reduzieren, auszugleichen oder zu verarbeiten.«

Die Begriffe Krankheitsverarbeitung und Krankheitsbewältigung werden in der Literatur weitgehend synonym verwendet, wobei der englischsprachige Ausdruck »Coping« die Bewältigung belastender Ereignisse allgemein bezeichnet.

Emotional ausgerichtete Verarbeitungsstrategien sind durch unbewusste Abwehrvorgänge sowie vorbewusste oder bewusste emotionale Haltungen gegenüber der Erkrankung gekennzeichnet. Demgegenüber beziehen sich kognitive Verarbeitungsstrategien auf das gesamte Spektrum der rationalen Verarbeitungsmechanismen, wie beispielsweise der Krankheit einen Sinn geben. Handlungsbezogene Strategien umfassen alle Verhaltensweisen als Reaktionen auf die Erkrankung wie ablenkendes Zupacken oder aktives Vermeiden. Vor allem die kognitiven und emotionalen Verarbeitungsstrategien sind oft sehr schwer gegeneinander abzugrenzen. Ebenso spielen die Einstellungen und Haltungen im Sinne von subjektiven Krankheitstheorien (Kausalattributionen, Kontrollüberzeugungen) eine zentrale Rolle.

Verschiedene Ansätze der kognitiven Attributionstheorien wurden theoretisch weiter ausgearbeitet und die Krankheitsverarbeitung auf der Basis von kognitiv-emotionalen Attribuierungsprozessen unter Einbeziehung sinnkonstituierender

Merkmale erweitert (Folkman 1997). Demnach werden in Krisensituationen wie Krankheit Neuattribuierungsvorgänge als positive oder negative Transitionen (= Übergänge) im Sinne der Anpassung an die neue Lebenssituation durchgeführt. Vor dem Hintergrund der Theorie der Selbstwirksamkeit wurde das Konzept der Krankheitsverarbeitung weiterentwickelt und ein Erfassungsinstrument zur Diagnostik ausgearbeitet (Merluzzi et al. 2018; Philip et al. 2013).

4.2 Einfluss personaler und sozialer Ressourcen auf den Prozess der Krankheitsverarbeitung

Unter dem Begriff des posttraumatischen Wachstums wurde deutlich gemacht, dass die Krankheitserfahrung nicht nur negative Erfahrungen mit sich bringt, sondern auch positive Veränderungsprozesse anstoßen kann. Hierbei spielen insbesondere personale und soziale Ressourcen eine entscheidende Rolle. Tedeschi & Calhoun (2004) haben herausgearbeitet, dass in diesem Prozess die Intensivierung der Wertschätzung des Lebens (Veränderung von Werten und Prioritäten), der persönlichen Beziehungen, der Bewusstwerdung der eigenen Stärken (mit dem Bewusstwerden der eigenen Verletzlichkeit wächst auch das Gefühl der inneren Stärke), der Entdeckung von neuen Möglichkeiten im Leben (Suche nach neuen Zielen und Aufgaben) sowie die Intensivierung des spirituellen Bewusstseins (Grenzerlebnis, existenzielle Fragen, Reflexionen über den Lebenssinn, größere innere Zufriedenheit) positive Prozesse in der Krankheitsverarbeitung bewirken können. Zahlreiche empirische Studien belegen die Bedeutung dieses Konzeptes für das Verständnis der positiven Anpassungsprozesse bei Krebspatienten, aber auch bei Patienten mit anderen chronisch körperlichen Erkrankungen (Shand et al. 2015).

Auf der Ebene der personalen Ressourcen hat ein positives emotionales Befinden einen wichtigen Einfluss auf den Krankheitsverarbeitungsprozess, genauso wie eine als adäquat erlebte soziale Unterstützung. Diese soziale Ressource kann jedoch den Prozess der Krankheitsverarbeitung erschweren oder sogar negativ beeinflussen, wenn belastete Partner oder Familienangehörige zu einem zusätzlichen Belastungsfaktor werden. Zahlreiche Studien zeigen, dass aktive und problemzentrierte Verarbeitungsstrategien die individuelle Lebensqualität erhöhen. Dagegen haben sich Gefühle der Hoffnungslosigkeit, der Hilflosigkeit und des Fatalismus eher als ungünstig erwiesen (Watson et al. 1999).

Untersuchungen aus früheren Jahren schienen zu belegen, dass eine kämpferische Haltung (»fighting spirit«) den Krankheitsverlauf positiv beeinflusst. Dies entsprach auch der Einstellung vieler Patienten, die glaubten, nur dann ihre Erkrankung besiegen zu können, wenn sie gegen den Krebs kämpfen. Diese Haltung führte bei Fortschreiten der Erkrankung häufig dazu, sich selbst die Schuld zu geben oder sich als Versager zu fühlen. Nach neueren Metaanalysen gibt es derzeit keine eindeutigen Anhaltspunkte dafür, dass eine bestimmte Art der Krankheitsverarbeitung den Krankheitsverlauf direkt beeinflusst oder womöglich die Überlebenszeit verlängern könnte (Petticrew et al. 2002).

4.3 Diagnostik der Krankheitsverarbeitung

Die Diagnostik der Krankheitsverarbeitung hat in der Psychoonkologie einen wichtigen Stellenwert bei der Abklärung von normalen Reaktionsformen und Anpassungsstrategien des Individuums sowie in der differenzialdiagnostischen Abgrenzung zu möglichen psychischen Störungen im Sinne der ICD-Klassifikation. Sie ist dadurch für die Planung und Indikationsstellung von gezielten psychoonkologischen Interventionen bedeutsam. Grundsätzlich gilt für die Diagnostik der Krankheitsverarbeitung, dass die individuellen Sichtweisen und Bewertungen des betroffenen Patienten über die Selbstauskunft den wesentlichen Zugangsweg für die Erfassung darstellen. Fremdbeurteilungen über den Arzt oder die Angehörigen lassen die Krankheitsverarbeitung nur mittelbar über direkte oder indirekte Äußerungen bzw. die Wahrnehmung emotionaler Zustände des Patienten erschließen. Die Verarbeitung der Erkrankung ist nicht nur unter der individualpsychologischen Perspektive zu betrachten, sondern auch im Kontext der Interaktion mit dem sozialen Umfeld zu sehen, da die Angehörigen und Partner ihrerseits die Belastungen verarbeiten müssen und in der Interaktion mit den Betroffenen die Verarbeitungsstrategien sich wechselseitig beeinflussen können.

Zur Erfassung der Krankheitsverarbeitung stehen heute eine Reihe von Instrumenten (Interviews sowie Fragebögen) zur Verfügung. Das klinische Urteilsbild über das Interview erlaubt die Erfassung der Verarbeitungsprozesse zusammen mit möglichen Abwehr- und Verleugnungsstrategien, wobei Kenntnisse der Konzepte und Theorien zur Krankheitsverarbeitung sowie eine entsprechende Schulung Voraussetzungen für die Erfassung sind. Darüber hinaus gibt es eine Reihe von Fragebogenverfahren, die eine ökonomische und standardisierte Erfassung erlauben. Die im deutschsprachigen Raum am häufigsten eingesetzten Fragebogeninstrumente sind der Freiburger Fragebogen zur Krankheitsverarbeitung (FKV) (Muthny 1989), die Trierer Skalen zur Krankheitsverarbeitung (Klauer & Filipp 1993) sowie die Berner Bewältigungsformen (BEFO; Heim et al. 1991). In der klinischen Routine hat sich das klinische Urteilsbild über das Patientengespräch bewährt, wobei ergänzende Fremdbeurteilungen durch andere Berufsgruppen oder die Angehörigen hilfreich sind und wichtige Informationen zur Beurteilung liefern können. Da die Einschätzungen zur Krankheitsverarbeitung der aktuellen Befindlichkeit sowie den Schwankungen des körperlichen sowie emotionalen Wohlbefindens unterliegen, sollte die Diagnostik der Krankheitsverarbeitung immer prozesshaft erfolgen.

4.4 Krankheitsverarbeitung und Salutogenese

Tumorpatienten sind durch die Diagnose oft tief verunsichert und überprüfen kritisch ihre bisherige Lebensführung und aktuelle Lebenssituation. Um wieder mehr Sicherheit zu gewinnen, ist es für sie wichtig, die Bereiche ihres Lebens zu erkennen, die sie in gesundheitsfördernder Weise beeinflussen können. Im

Kontext salutogenetischer Konzepte findet sich immer wieder die Fähigkeit der Widerstandskraft, die in der Fachwelt auch als Resilienz bezeichnet wird. In der Erforschung von Protektivfaktoren spielen Aspekte wie Optimismus, Selbstkontrolle, Handlungs- sowie Lösungsorientierung, Übernahme von Verantwortung und Nutzung sozialer Ressourcen eine wichtige Rolle (Antonovsky 1997; Huber 2005). Im Zusammenhang mit dem Kerngedanken des Kohärenzgefühls werden Konzepte diskutiert, die auch in der Bewältigungsforschung einen wichtigen Stellenwert einnehmen, wie beispielsweise die Konzepte der Widerstandskraft (Kobasa 1979), die gesundheitsbezogenen Kontrollüberzeugungen (Locus of Control; Smith et al. 1995), Optimismus (Carver & Scheier 1999), die Selbstwirksamkeit (Schwarz 1994) oder die Patientenkompetenz (Giesler & Weis 2008).

Die Grundgedanken des Salutogenesekonzepts lassen sich somit mühelos in die bestehenden Konzepte der Krankheitsverarbeitung integrieren. Sie liefern wichtige Hinweise zum Verständnis der intrapsychischen Verarbeitung einer Erkrankung im Kontext der Interaktion zwischen Individuum und seiner Umwelt. Im Hinblick auf die Bewältigungsforschung kann durch diesen Ansatz auch die Interaktion von situationsbezogenen Bewältigungsformen und individueller Disposition besser verstanden werden. Beide beinhalten die Leitgedanken der Selbsthilfe und Selbstverantwortung und haben die praktische Umsetzung der Konzepte der Gesundheitsförderung wesentlich beeinflusst. Allen diesen Konzepten ist die Ausrichtung auf die Identifikation von Ressourcen des Menschen (u. a. individuelle Problemlösekompetenz, Ich-Identität, soziale Unterstützungssysteme) gemeinsam, die sowohl protektiv im Sinne der Gesundheitsprävention wirken können als auch verbesserte Bewältigungsstrategien in Phasen von Krankheit oder in anderen Lebenskrisen ermöglichen.

4.5 Krankheitsverarbeitung und soziale Unterstützung

Eine Tumorerkrankung stellt im Leben eines jeden Menschen eine gravierende Erschütterung dar. Sie konfrontiert ihn in vielerlei Hinsicht mit Grenzen und bewirkt häufig eine tiefe Identitätskrise. Patienten, die stabile, vielfältige und befriedigende Kontakte haben, können gemeinsam mit ihren nahestehenden Personen, seien es nun Partner oder Partnerin, Freund oder Freundin, Kinder oder andere Verwandte, hilfreiche Strategien im Umgang mit der Erkrankung entwickeln. Insofern stellt das soziale Netz einen wichtigen Faktor bei der Anpassung an die neue Lebenssituation dar. Doch auch die nahestehenden Personen benötigen bisweilen professionelle Unterstützung, um eine klare, offene und befriedigende Kommunikation praktizieren zu können. Der Schock einer Erkrankung kann zu einer Vertiefung bestehender stabiler Beziehungen führen. Es können aber auch Krisen entstehen und bereits vorhandene Konflikte verstärkt werden (Ernst & Weißflog 2016). Bisweilen führen diese Prozesse zu Trennungen von Partnern und Freunden, da die jeweiligen Bedürfnisse an die Beziehung zu unterschiedlich sind.

Die Auswirkungen einer Krebserkrankung auf das soziale Umfeld des Betroffenen können positiv oder negativ sein. In jedem Fall ist die Beziehung des Erkrankten zu seiner Umgebung für die seelische Verarbeitung von großer Bedeutung. Krankheitsverarbeitung ist daher nicht nur ein intrapsychischer Regulationsprozess, sondern auch im systemischen Kontext zu verstehen. Auch wenn die Diagnose primär den Erkrankten selbst betrifft, sind die nächsten Angehörigen und Freunde stark involviert und beeinflussen mit ihren Reaktionen die Verarbeitungsstrategien der Patienten. Dies kann zu Veränderungen in den Beziehungen, Wertvorstellungen und Prioritäten führen. Aus derartigen Krisen können jedoch auch Chancen für einen Neuanfang oder Neubeginn resultieren. So machen Patienten dadurch positive Erfahrungen, dass sie oft überraschend neue Zuwendung und Anteilnahme von Menschen erfahren, von denen sie das nicht erwartet hätten. In der Folge kann es zu einer Intensivierung von vorher distanzierteren Beziehungen kommen. Unter dem Begriff des dyadischen Copings wurde die Krankheitsverarbeitung auch unter systemischen Aspekten im Hinblick auf die Interaktion zwischen Patientin und Patient oder Partnerin und Partner erweitert und die Bedeutung von z. B. Empathie, Kommunikationsfähigkeit, gemeinsamer Problemlösung im Hinblick auf deren Funktionalität analysiert (Traa et al. 2015). Mit speziellen Unterstützungsprogrammen für Patientinnen und ihre Partner kann das dyadische Coping gestärkt und unterstützt werden (Heinrichs & Zimmermann 2008).

Für die Verarbeitung der Erkrankung sind der jeweils subjektive Erlebnishintergrund und die Geschichte eines jeden Einzelnen im sozialen Bezugsystem des Patienten entscheidend. Innerhalb einer Familie und auch im Freundeskreis wird jeder auf seine individuelle Weise auf die Diagnose reagieren. Diese Reaktionen können für den Patienten hilfreich, aber auch belastend sein. Auf dem jeweiligen persönlichen Erlebnishintergrund der nahestehenden Person haben alle Reaktionen eine Berechtigung und sind auch als Ausdruck der Belastung oder des vorhandenen Bewältigungspotenzials zunächst zu akzeptieren. In der Interaktion innerhalb der Partnerschaft, Familie oder des Freundeskreises ist es für alle Beteiligten infolgedessen notwendig, immer wieder die eigenen Bedürfnisse wahrzunehmen und zu äußern. Mag die Kommunikation über die Erkrankung bisweilen auch schwierig sein, so ist dennoch ein offener, ehrlicher Austausch langfristig hilfreicher als Vermeidungsstrategien. Gemeinsame Gespräche können Belastungen reduzieren – unter der Voraussetzung, dass auch unangenehme Gefühle wie Angst und Trauer zugelassen werden können. Sie stellen eine normale, gesunde Reaktion auf ein bedrohliches Ereignis wie die Krebsdiagnose und die dazugehörigen Behandlungen dar. Außerdem schafft das Zulassen dieser Gefühle auch wieder Raum für neue positive Erfahrungen. Der Patient muss dann nicht nur »still erleiden oder erdulden«, sondern kann auch wieder neue Energie schöpfen und bereit sein, Dinge zu unternehmen, die Spaß und Freude machen.

In verschiedenen Phasen der Erkrankung können je nach Bedürfnis unterschiedliche Formen der sozialen Unterstützung hilfreich sein; ebenso können mehrere Formen gleichzeitig benötigt werden. Es gibt eine aber auch wohlgemeinte Unterstützung, die sich auf die Betroffenen eher negativ auswirken kann.

Pauschale Äußerungen wie »Du musst jetzt positiv denken« oder »Du musst jetzt endlich dein Leben ändern« können den Patienten überfordern und an seinen Bedürfnissen vorbeigehen. Ähnlich ungünstig als Reaktion ist das Mitleid im Gegensatz zur Anteilnahme, die eine Wertschätzung der Person beinhaltet. Manchmal können zu viele Besuche oder Fragen beim Patienten Stress auslösen. Ebenso ist die Aufforderung nach möglichst viel Normalität im Alltag, wenn diese Normalität im Erleben des Betroffenen nicht leistbar ist, eher eine Quelle für zusätzlichen Stress. In gleicher Weise negativ kann sich aber auch die überfürsorgliche Haltung dem Patienten gegenüber auswirken, da er sich in seiner Suche nach Bewältigung der Belastungen nicht ernst genommen fühlt. Allen diesen Beispielen gemeinsam sind die fehlende Wahrnehmung, das fehlende Wissen oder Übergehen der aktuellen, individuellen Bedürfnisse des Patienten.

4.6 Krankheitsverarbeitung und Informationssuche

Informationssuche ist eine wichtige und häufige Verarbeitungsstrategie von Tumorpatienten. Patienten, die sich über die Erkrankung und Behandlung informiert fühlen, möchten sich aktiv an medizinischen Entscheidungen beteiligen und bringen dazu auch die notwendigen Voraussetzungen mit, anders als weniger informierte Patienten. Forschungsergebnisse zeigen, dass ein Großteil der Patienten umfangreiche Informationen über ihre Erkrankung, Therapien und Heilungschancen erhalten möchte (Gaisser & Weg-Remers 2020). Diese Information muss jedoch patientenzentriert erfolgen, damit sie von Patientinnen und Patienten entsprechend verarbeitet werden kann. Eine gute Informationsbasis ist ein Merkmal von Gesundheits- bzw. Patientenkompetenz. Aktive Patienten informieren sich über die Vielfalt der zur Verfügung stehenden Angebote sowie darüber, was sie selbst zu ihrer körperlichen und psychischen Stabilität beitragen können. Darüber hinaus erleben gut informierte Patienten mehr Kontrolle über ihre Krankheitssituation, was ihnen das Gefühl von Sicherheit vermittelt. Ferner haben sie realistischere Erwartungen, leiden weniger unter Ängsten und zeigen eine größere Compliance (Schaeffer et al. 2019). Ein guter Wissensstand verbessert nicht nur das Verständnis für die eigene Situation, er führt auch zu einem kompetenteren und gleichberechtigteren Umgang mit den behandelnden Ärzten. Patienten, die sich schlecht informiert fühlen, sind meist unzufriedener mit ihrer Versorgung und ihrer Situation allgemein, fühlen sich verunsichert, reagieren depressiv und ängstlich und neigen auch häufig dazu, ihre Behandlung abzubrechen. Sofern der Patient sich hinreichend informiert fühlt und sich für eine bestimmte Form der Behandlung entschieden hat, können weitere Informationen jedoch auch zu Verunsicherung führen, insbesondere wenn diese zusätzlichen Informationen für den Patienten z. B. aufgrund seiner Diagnose oder des Tumorstatus keine Relevanz haben. In solchen Fällen versuchen sich Patienten vor der Informationsflut zu schützen und lehnen weitere Informationsangebote ab.

Patienten, die sich zu ihrer Krankheits- und Behandlungssituation informieren wollen, haben heute Zugriff auf Informationen aus den unterschiedlichsten Medien. Unter den Printmedien bietet vor allem die Stiftung Deutsche Krebshilfe Broschüren zu einer Vielzahl von onkologischen Krankheitsbildern, Behandlungsstrategien oder anderen krebsbezogenen Themen. Fachgesellschaften und bundesweite Selbsthilfeorganisationen geben ebenfalls auf die Bedürfnisse der Patienten gut abgestimmte Broschüren heraus. Weitere seriöse Informationsquellen sind der Krebsinformationsdienst (KID) am Deutschen Krebsforschungszentrum, das Infonetz Krebs sowie die Informationsportale der verschiedenen onkologischen Fachgesellschaften, z. B. die Deutsche Krebsgesellschaft. Trotzdem bleibt der Arzt weiterhin der wichtigste Ansprechpartner in Sachen Krebstherapie.

Einen besonderen Stellenwert nimmt inzwischen das Internet bei der Informationssuche ein. Viele Patienten gehen selbst oder mithilfe ihrer Angehörigen (Partner, Kinder, Enkelkinder) ins Internet, um sich Informationen zu der Erkrankung und Behandlung, aber auch zu entsprechenden Beratungs- oder Behandlungsmöglichkeiten zu holen. Gesundheit ist eines der wichtigsten Themen im Internet. Es lassen sich zu allen Thematiken und Fragestellungen Webseiten aufrufen und Informationen aus dem Netz laden. Trotzdem steigt mit einem Zuwachs an Informationen nicht unbedingt der Wissensstand. Oft fehlen angesichts der Fülle an Informationen die Orientierung und Einordnung, was für die eigene Erkrankung relevant ist und ob es auf die jeweilige Situation der eigenen Erkrankung angewendet werden kann. Hinzu kommt auch die teilweise berechtigte Unsicherheit hinsichtlich der Zuverlässigkeit und Qualität der Informationen, da die Entwicklung von Gütesiegeln und fachlicher Zertifizierung von Internetseiten erst in den Anfängen begriffen ist (Ogasawara et al. 2018). Aus den Analysen des Deutschen Krebsinformationsdienst (KID) zeigt sich, dass Patienten bei der Beschaffung von Informationen aus dem Internet vor allem Unterstützung bei der Erschließung der Informationen und der Bewertung ihrer Qualität benötigen (Gaisser & Weg-Remers 2020).

4.7 Krankheitsverarbeitung und Patientenkompetenz

Seit einiger Zeit wird der Begriff des »mündigen Patienten« zunehmend durch den des »kompetenten Patienten« ergänzt. Die Patientenkompetenz wird in der Fachwelt, aber auch in Patientenorganisationen derzeit als normativ pragmatisches Konstrukt diskutiert und steht für eine Grundhaltung des Patienten, sich selbst aktiv mit der Erkrankung auseinanderzusetzen und die dafür notwendigen personalen und sozialen Ressourcen sowie Angebote des Versorgungssystems bedarfsgerecht einsetzen zu können (Giesler & Weis 2008). Ein kompetenter Patient versucht im Bedarfsfall Hilfe von außen zu holen, sei es aus seinem sozialen Umfeld oder professionelle Hilfe. Wenngleich es derzeit noch an einer hinreichenden wissenschaftlichen Fundierung fehlt, wird das Konzept der Patientenkompetenz mit einer aktiven, den somatischen Verlauf positiv beeinflussenden

Krankheitsverarbeitung in Verbindung gebracht. Erkenntnisse aus der Erforschung der Krankheitsverarbeitung haben viel zur begrifflichen Schärfung des Konzeptes der Patientenkompetenz beigetragen. Dies kann aber nicht darüber hinwegtäuschen, dass wir derzeit das Konzept der Patientenkompetenz in seinen verschiedenen Facetten und möglichen Konsequenzen noch nicht klar bestimmen können.

Die Förderung der Patientenkompetenz sowie die Vermittlung von Informationen können jedoch nicht als ein normatives Vorgehen angegangen werden, sondern sind dem individuellen Bedarf anzupassen, der vom Alter, dem Zeitpunkt der Erkrankung, dem Krankheitsstadium und der individuellen Verarbeitung wie auch der sozialen Unterstützung abhängt und sich über den Krankheitsverlauf verändern kann. So kann das Recht auf Nicht-Wissen des Patienten in bestimmten Situationen bei fortgeschrittener Erkrankung auch Ausdruck der Patientenkompetenz sein und wäre dann nach individueller Abklärung des Kontextes von den professionellen Helfern im Einzelfall zu akzeptieren. Die Förderung der Patientenkompetenz ist jedoch nicht nur eine Aufgabe von professionellen Anbietern, sondern wird zunehmend auch seitens der Betroffenen selbst thematisiert. So geben Selbsthilfegruppen und Betroffene selbst Anleitungen zur Förderung der Patientenkompetenz und bieten Schulungen (Diplompatientin) an (Goldmann-Posch & Martin 2012). Selbsthilfeorganisationen sind Solidargemeinschaften von Betroffenen und Angehörigen, die sich in Verbandsstrukturen oder als autonome Gruppen zusammenschließen und organisieren. Die Ziele der Treffen werden gemeinsam von den Gruppenmitgliedern festgelegt und können unterschiedlichen Charakter haben: von der medizinischen und sozialrechtlichen Informationsvermittlung in Form von Referaten oder Seminarveranstaltungen über den Austausch in Gruppengesprächen bis hin zur Beratung und Begleitung von Betroffenen für Betroffene. Verbindend sind die gemeinsame Krankheitserfahrung, das daraus resultierende Verständnis der Gleichbetroffenheit und die gegenseitige Unterstützung. Selbsthilfegruppen bieten Betroffenen mit unterschiedlicher Akzentuierung Erfahrungsaustausch, Parteilichkeit, Solidarität, Vernetzung, Information, Beratung und soziale Unterstützung (Matzat 2006). Das Erfahrungswissen der Betroffenen und die Hilfe zur Selbsthilfe haben einen großen Stellenwert auch für die Ausbildung der Gesundheits- oder Patientenkompetenz (Dierks & Kofahl 2019). Oft bilden sich stabile Freundschaften oder »Netzwerke« heraus, die auch langfristig im Umgang mit der Erkrankung sehr hilfreich sein können. Selbsthilfegruppen sind so ein wichtiges Element der psychosozialen Unterstützung und arbeiten häufig mit professionellen Helfern erfolgreich zusammen. Trotz der wichtigen sozialen Netzwerkstruktur können sie aber eine notwendige professionelle psychoonkologische Unterstützung nicht ersetzen (Sautier et al. 2014).

Im Bereich der Onkologie sind die größten Selbsthilfeverbände die Frauenselbsthilfe nach Krebs e.V. (FSH), die Deutsche ILCO, der Arbeitskreis der Pankreatektomierten sowie die Deutsche Leukämie Hilfe (DLH). Durch zunehmende verbesserte Organisationsstrukturen und Ausarbeitung ihrer Konzepte wirken die Selbsthilfeverbände als Vertreter der Patienten in gesundheitspolitischen Entscheidungsgremien sowie verschiedenen Fachausschüssen mit und haben dadurch einen nicht unerheblichen Anteil an der Verbesserung der Versorgung von Tumorpatienten. Dennoch ist nur ein relativ geringer Prozentanteil der Patienten (beispielsweise bei FSH e.V. weniger als 5%) in den jeweiligen Selbsthilfegruppen organisiert.

5 Psychoedukation in der Onkologie: Hintergrund und Forschungsstand

5.1 Einführung: Überblick und Konzeptentwicklung

Psychoedukative Interventionen sind spezifische Interventionen, die verschiedene psychotherapeutische Techniken sowie Informationsvermittlung und zielgerichtete Beratung kombinieren. Sie zielen auf krankheits- und gesundheitsbezogene Wissensvermittlung, Einstellungsänderung und die Verbesserung von Handlungskompetenzen. Psychoedukative Interventionen können sowohl in Einzel- als auch in der Gruppenbehandlung (Tab. 5-1) durchgeführt werden.

Tab. 5-1 Elemente psychoedukativer Gruppentherapien von Krebspatienten

• Information über Erkrankung
• Soziale Unterstützung
• Emotionale Unterstützung (Ausdruck von Emotionen, emotionale Entlastung)
• Stressmanagement
• Neuorientierung und Entwicklung von Perspektiven
• Erlernen von Selbstkontrollstrategien (Entspannung, Imagination etc.)

Psychoedukative Intervention

Psychoedukative Interventionen werden definiert als standardisierte, multimodale, interaktive Interventionen mit einem breiten Spektrum von Themen wie Krankheitsinformation, Gesundheitsverhalten, Stressmanagement, Krankheitsbewältigung, psychosoziale Unterstützung (AWMF 2014).

Standardisiert bedeutet in diesem Zusammenhang das Vorhandensein eines Curriculums mit Lernzielen und eines Manuals mit didaktischen Vorgehensweisen. Multimodal beschreibt die Verwendung unterschiedlicher, insbesondere auch interaktiver, aktivierender didaktischer Methoden.

Bei psychoedukativen Ansätzen haben neben der emotionalen und sozialen Unterstützung die Informationsvermittlung und das Erlernen von Strategien der Selbstkontrolle zentrale Funktionen. Hier sind neben den bekannten Entspannungstechniken wie Autogenes Training oder Progressive Muskelentspannung vor allem die Verfahren der gelenkten Imagination zu nennen, die dem Patienten

Strategien an die Hand geben, Stresssituationen in Zusammenhang mit der Erkrankung, Diagnostik oder Behandlung besser bewältigen zu können (Moorey und Greer 2007). Darüber hinaus wird häufig den Besonderheiten verschiedener Diagnosegruppen (z. B. Frauen nach Mamma-Karzinom) oder spezifischen Folgeprobleme (z. B. Fatigue) Rechnung getragen.

Psychoedukative Gruppeninterventionen mit Tumorpatienten können in Form verschiedener thematisch oder diagnosespezifisch ausgerichteter Programme durchgeführt werden. Eine wesentliche Begründung hierfür liegt in den spezifischen Wirkfaktoren von gruppenbasierten Ansätzen. So können die Betroffenen emotionale Unterstützung durch Mitpatienten erfahren und über das Feedback der Gruppenteilnehmer ihre eigenen Einstellungen und ihr eigenes Handeln überprüfen. Belastende Erfahrungen und negative Gefühle können unter Gleichbetroffenen leichter zum Ausdruck gebracht werden, ohne dass eine Stigmatisierung befürchtet werden muss. Dadurch wirken diese Gruppenerfahrungen einer Tendenz zur sozialen Isolation und sozialem Rückzug entgegen. Aus der Identifikation mit anderen kann das Gefühl des Zusammenhalts entstehen und vermitteln, dass die Probleme im Kontext der Krankheit gemeinsam besser zu lösen sind. Hierbei ist auch die Erfahrung wichtig, anderen durch eigene Erfahrungen helfen zu können, im Sinne des Altruismus. Ferner lassen sich im geschützten Rahmen der Gruppe neue Verhaltens- und Denkweisen erproben und Verhaltensänderungen praktisch austesten.

5.2 Strukturelemente

5.2.1 Zielgruppe der Interventionen

In der bestehenden Literatur wird die Wirksamkeit psychoedukativer Interventionen an einem breiten Spektrum von Krebspatientinnen und Krebspatienten mit unterschiedlichen Krebserkrankungen in verschiedenen Stadien untersucht. Dennoch lässt sich festhalten, dass die Wirksamkeit psychoedukativer Interventionen bislang hauptsächlich bei Frauen mit gynäkologischem Krebs (Chow et al. 2016; Matsuda et al. 2014) und bei Brustkrebsüberlebenden (Dolbeault et al. 2009; Meneses et al. 2007) untersucht wurde. Allerdings legen in den letzten Jahren immer mehr Studien auch den Fokus auf Patienten mit anderen Krebsarten: Prostatakrebs (Chambers et al. 2011), Lungenkrebs (Chan et al. 2011) und Hautkrebs (Dieng et al. 2016). Außerdem werden in mehreren Reviews und Metaanalysen verstärkt gemischte Stichproben, d. h. Personen mit unterschiedlichen Krebsarten, untersucht (Bennett et al. 2009; Faller et al. 2013; Lee et al. 2014; Osborn et al. 2006; Sheinfeld Gorin et al. 2012).

Da auch Angehörige bzw. die verantwortlichen Pflegepersonen der Erkrankten einen Leidensdruck durch die Krebserkrankung erfahren können, wurde in zwei Übersichtsarbeiten (Chambers et al. 2011; Northouse et al. 2012) der Fokus auf die Effekte von psychosozialen bzw. psychoedukativen Interventionen auf Angehörige bzw. die Pflegepersonen gelegt.

Fazit

Das Spektrum der untersuchten Betroffenengruppen hat sich in den letzten 15 Jahren der Forschung erweitert. Wurde früher die Wirksamkeit von psychoonkologischen Interventionen hauptsächlich bei Frauen mit gynäkologischem Krebs und Brustkrebs untersucht, rücken nun auch andere Krebsarten wie Prostatakrebs, Lungenkrebs und Hautkrebs in den Fokus.

5.2.2 Art und Dauer der Interventionen

Die psychoedukativen Interventionen werden größtenteils in persönlichen Kontakten durchgeführt. Das direkte Gespräch kann dabei zwischen Patient und Psychologe, Arzt oder einer anderen dafür ausgebildeten Person stattfinden. Eine Alternative ist ein kombiniertes Interventionsprogramm, bestehend aus telefonischen und persönlichen Kontakten oder im Format der Gruppenintervention. Gruppeninterventionen bieten die Möglichkeit, sich neben dem Erhalt von Informationen in der Gruppe über das Gelernte sowie über eigene Erfahrungen auszutauschen und zu diskutieren.

Zudem gibt es eine neuere Entwicklung hin zu computerbasierten Interventionen. Bei dieser Art der Intervention findet die Psychoedukation über ein digitales Medium ohne persönlichen Kontakt statt.

Psychoedukative Interventionen können in unterschiedlichen Formaten durchgeführt werden:

- Face-to-face-Interventionen
- kombinierte Interventionsprogramme (Face-to-face-Sitzungen + Telefonsitzungen)
- Gruppeninterventionen
- computerbasierte Interventionen

Einige Interventionen bestehen aus einer einzigen Sitzung oder sind Kurzzeitinterventionen mit maximal drei Interventionsterminen. Länger ist die Dauer bei ganzen Interventionsprogrammen, die von einem Monat über acht Wochen bis hin zu einem zwölfwöchigen Zeitraum andauern.

Um nicht nur die kurzfristigen Effekte, sondern auch die langfristige Wirksamkeit der psychoedukativen Interventionen zu untersuchen, beinhalten viele Studien Follow-up-Messungen: Diese Nacherhebungen finden Wochen bzw. Monate nach dem Ende der letzten Interventionssitzung statt, um so zu überprüfen, ob die möglicherweise gefundenen Behandlungseffekte mittel- oder langfristig bestehen bleiben. In der Regel werden als Bezugsgröße die Baseline-Messung zum Zeitpunkt vor Beginn der Intervention zugrunde gelegt und direkt im Anschluss an die letzte Interventionssitzung die kurzfristige Veränderung gemessen.

5.3 Wissenschaftliche Evidenz psychoedukativer Interventionen bei Krebspatienten

5.3.1 Forschungsüberblick und Fragestellungen

Bei den meisten Studien in der bisherigen Forschung handelt es sich um zweiarmige randomisierte Kontrollstudien (»randomized controlled trials«; Chan et al. 2011; Dieng et al. 2016; Jones et al. 2013; Meneses et al. 2007; Reif et al. 2013), in denen psychoedukative Interventionen im Vergleich zur Standardversorgung untersucht werden. In vier umfangreichen Reviews wurden die Ergebnisse mehrerer randomisiert-kontrollierter Studien analysiert und kritisch begutachtet (Chambers et al. 2011; Chow et al. 2016; Fors et al. 2011; McLoone et al. 2013). In zwei Metaanalysen wurden Forschungsarbeiten statistisch analysiert und zu einem Gesamtergebnis zusammengefasst (Osborn et al. 2006; Sheinfeld Gorin et al. 2012). Weitere vier Arbeiten zur Untersuchung der Wirksamkeit von psychoedukativen Interventionen vereinen Review und Metaanalyse in einem (Bennett et al. 2009; Faller et al. 2013; Matsuda et al. 2014; Papadopoulos et al. 2018).

Forschungsfragen

Psychoedukative Interventionen wurden im Hinblick auf zwei zentrale Forschungsfragen evaluiert:

1. Kann eine psychoedukative Intervention die Lebensqualität sowie weitere psychologische Outcomes wie Depressivität, Ängstlichkeit, Fatigue, Schmerzen und Schlafstörungen bei Krebspatienten verbessern?
2. Sind psychoedukative Interventionen effektiver als die üblichen Behandlungen (sog. Standardbehandlungen) von Krebspatienten?

5.3.2 Ergebnisse

Lebensqualität und Wohlbefinden

Die Lebensqualität stellt eine der am häufigsten erfassten Zielgrößen im Bereich der Forschung zur Wirksamkeit von psychoedukativen Maßnahmen dar. Im Überblicksartikel und der Metaanalyse von Faller et al. (2013) untersuchten die Autoren unter anderem die Effekte von psychoonkologischen Interventionen auf die emotionale Belastung und die Lebensqualität bei Krebspatienten. 19 Studien mit insgesamt 3857 Patientinnen und Patienten wurden für die Untersuchung der Wirksamkeit einer psychoedukativen Intervention bzw. Interventionsprogrammen in die Analyse integriert. Die Ergebnisse zeigen einen kleinen positiven Effekt direkt nach dem Erhalt der Intervention auf den emotionalen Leidensdruck, die Ängstlichkeit, die Depressivität und die allgemeine Lebensqualität. Langfristig hält dieser positive Effekt der Psychoedukation jedoch nur bei der Lebensqualität an. Eine weitere Überblicksarbeit unterstützt dieses Ergebnis

(Chambers et al. 2011). Bei Patienten mit Prostatakrebs konnte ebenfalls eine verbesserte Lebensqualität durch gruppenbasierte Kognitive Verhaltenstherapie (KVT) und psychoedukative Interventionen nachgewiesen werden. Eine Studie von Lee et al. (2014) belegt die Wirksamkeit einer computerbasierten Intervention. Es konnte gezeigt werden, dass eine einmalige 20-minütige psychoedukative Intervention am Tablet (PC) bei Krebspatienten in chemotherapeutischer Behandlung die Lebensqualität verbessern und den Leidensdruck senken konnte.

Im Gegensatz dazu konnte in einem anderen Überblicksartikel keine signifikante Veränderung der Lebensqualität nachgewiesen werden (Fors et al. 2011). Auch die Forschungsergebnisse von Matsuda et al. (2014) zeigen keine Verbesserung der Lebensqualität durch psychosoziale Interventionen. In dieser Metaanalyse wurden die Ergebnisse von acht randomisierten Kontrollstudien, bei denen Brustkrebspatientinnen im ersten Stadium zufällig einer Interventions- oder Kontrollgruppe zugewiesen und die Lebensqualität als primäres Outcome gemessen wurden, untersucht. Zwar zeigen die Ergebnisse bezüglich der psychoedukativen Unterstützung keinen Effekt auf die Lebensqualität, jedoch konnte ein verbessertes emotionales Wohlbefinden der Brustkrebspatientinnen nachgewiesen werden.

Depressivität und Ängstlichkeit

Jacobsen & Jim (2008) zeigen in ihrer Überblicksarbeit zur Untersuchung der Effekte psychosozialer Interventionen auf Ängstlichkeit und Depressivität bei Krebspatienten, dass die beiden Komponenten Ängstlichkeit und Depressivität durch psychoedukative Interventionen signifikant reduziert werden können. Die Angst und die Depressivität bei neu erkrankten Patientinnen und Patienten sowie die Angst vor einer Operation können durch Psychoedukation nicht nur reduziert werden, sondern bereits als präventive Maßnahme dem Auftreten von ängstlichen und depressiven Symptomen entgegenwirken. Ebenso konnte eine Reduktion der Angst und der depressiven Symptome bei den Patienten, die sich einer Chemotherapie unterziehen, nachgewiesen werden.

Dieng et al. (2016) beschäftigten sich mit der Angst bei Hautkrebspatienten, nochmals an Krebs zu erkranken. Die Forscher untersuchten, ob eine psychoedukative Intervention diese Angst vor der Wiedererkrankung bei Personen, die bereits einmal an Hautkrebs erkrankt sind, verringern kann. Wie die Ergebnisse der randomisierten Kontrollstudie bestätigen, zeigten die Personen der Interventionsgruppe eine verringerte Angst vor der Wiedererkrankung und einen reduzierten Leidensdruck im Vergleich zur Kontrollgruppe.

In einer anderen randomisierten Kontrollstudie untersuchten die Forscher die Effekte eines psychoedukativen Gruppentrainings bei Frauen mit Brustkrebs im Anfangsstadium (Jones et al. 2013). Die Teilnehmerinnen wurden randomisiert einer von zwei Bedingungen zugewiesen. Entweder nahmen sie neben der Standardbehandlung an einer psychoedukativen Gruppenintervention teil oder sie erhielten als Probandinnen der Kontrollbedingung zusätzlich zur Standardbehandlung gedrucktes Informationsmaterial ausgehändigt. Die Ergebnisse zeigen, dass die Interventionsgruppe im Vergleich zur Kontrollgruppe ein verbessertes Wissen bezüglich der Nachsorge sowie ihrer Gefühle hinsichtlich des Wiederauftretens aufwies. Diese Ergebnisse zeigten sich auch sechs Monate nach Beendigung der Intervention. Es gibt keine Gruppenunterschiede bezüglich der Stimmung oder der gesundheitsbezogenen Belastung. Dennoch unterstützen die Ergebnisse die Wirksamkeit einer einzelnen psychoedukativen Gruppenintervention und die Autoren weisen darauf hin, dass die Psychoedukation als erster Schritt in der unterstützenden Behandlung von Krebspatientinnen angesehen werden kann.

Fatigue

Reif et al. (2013) evaluierten das Edukationsprogramm »FIBS Fatigue Programm«, um die Effekte auf Fatigue bei Krebsüberlebenden zu untersuchen. 261 Krebsüberlebende, die an Fatigue litten, wurden randomisiert der Interventionsgruppe (Edukationsprogramm: 6 Sitzungen à 90 Minuten) oder der Kontrollgruppe (Standardbehandlung + Warteliste) zugeteilt. Die Ergebnisse zeigten eine signifikante Reduktion der Fatigue in der Interventionsgruppe.

Die Funktionsfähigkeit sowie das aus Angst, Atemlosigkeit und Fatigue bestehende Symptom-Cluster konnten bei Patienten mit fortgeschrittenem Lungenkrebs nachweislich verbessert werden (Chan et al. 2011). Hierbei sehen die Autoren ein vielversprechendes Potenzial in den psychoedukativen Interventionen, sodass sie diese als wirksamen Behandlungsansatz von weiteren Symptom-Clustern ansehen.

Auch Dolbeault et al. (2009) wiesen in einer randomisierten Kontrollstudie die positive Wirkung einer psychoedukativen Gruppenintervention nach. Frauen nahmen nach ihrer Brustkrebsbehandlung an einem achtwöchigen Interventionsprogramm mit einer zweistündigen Sitzung pro Woche teil. Während der Sitzungen wurden thematische Diskussionen geführt, Informationen über die Erkrankung gegeben und Stress-Management-Techniken gelernt. Nach der Intervention zeigten die Teilnehmerinnen im Vergleich zu einer Kontrollgruppe (Wartelistengruppe) reduzierte Werte der Angst, Wut, Depressivität und der Fatigue. Außerdem zeigten sich Verbesserungen in ihrer Lebenskraft, ihren interpersonellen Beziehungen und ihren emotionalen Fähigkeiten. Da die Teilnehmerinnen der Kontrollgruppe nach vier Wochen ebenfalls Verbesserungen in den oben genannten Outcomes zeigten, bezeichnen die Autoren das Interventionsprogramm nicht als Ursache, sondern als »Beschleuniger« dieser Effekte.

Auch eine weitere Überblicksarbeit unterstützt die Annahme der Wirksamkeit von psychoedukativen Interventionen in Bezug auf die Fatigue bei Krebspatienten (Fors et al. 2011). Die Autoren untersuchten in diesem Review die Effektivität von Psychoedukation, Kognitiver Verhaltenstherapie und sozialer Unterstützungsinterventionen in Bezug auf die Rehabilitation von Patientinnen mit Brustkrebs. Hierbei zeigte sich durch den Einsatz von psychoedukativen Maßnahmen bei den Patienten eine leichte Verbesserung der Fatigue.

Schmerzen

Ein systematischer Überblicksartikel und eine Metaanalyse von Bennett et al. (2009) and data extraction undertaken by one reviewer with a second reviewer checking for accuracy. We used random effects model to combine the effect estimates from studies. Main outcome measures were effects on knowledge and attitudes towards cancer pain and analgesia, and pain intensity. Twenty-one trials (19 randomised zeigen einen positiven Effekt von edukativen Interventionen auf das Schmerzmanagement bei Krebspatientinnen und Krebspatienten. Im Vergleich zur Kontrollgruppe verbesserte die Edukation den Wissensstand der Patienten sowie die Grundeinstellungen bezüglich der Krebserkrankung. Die Patienten der Interventionsgruppe berichteten von einer verringerten durchschnittlichen Schmerzintensität und einem niedrigeren Niveau der stärksten Schmerzintensität im Vergleich zu den Kontrollpersonen. Allerdings konnten die durch den Schmerz verursachten Beeinträchtigungen bei täglichen Aktivitäten nicht verbessert werden.

In einer weiteren Metaanalyse (Sheinfeld Gorin et al. 2012) untersuchten die Autoren ebenfalls die Effekte von psychosozialen Interventionen auf Schmerz bei Krebspatienten. 36 Studien aus den Jahren zwischen 1966 und 2010 gingen in die Analyse ein, wobei psychosoziale Interventionen hauptsächlich als Skill-Training und Edukation definiert wurden. Das Training sowie die Edukation wurden von Krankenschwestern durchgeführt. Die Ergebnisse zeigen, dass neben dem Schmerzschweregrad auch die durch den Schmerz verursachten Beeinträchtigungen durch die Interventionen signifikant reduziert werden können, was nicht mit den Ergebnissen von Bennett et al. (2009) übereinstimmt. Laut den Ergebnissen dieser Metaanalyse führen psychosoziale Interventionen demnach bei Krebspatientinnen und Krebspatienten zu einem besseren Umgang mit Schmerzen, was mit einem verbesserten Schmerzmanagement einhergeht.

Schlafstörungen

Papadopoulos et al. (2018) untersuchten die Effekte von nicht-pharmakologischen Interventionen auf die Schlafqualität bei Lungenkrebspatienten. Die Ergebnisse ihres Überblicksartikels und Metaanalyse zeigen bezüglich der informationsbezogenen, psychoedukativen und der »Symptom-Screening«-Interventionen eine verbesserte Schlafqualität sowie reduzierte Insomnie-Symptome bei den Patientinnen und Patienten der Interventionsgruppen im Vergleich zu den Patienten, welche die übliche Behandlung erhielten oder Placebo-Kontrollen. Hierbei waren die Effekte stärker, wenn die Interventionen im menschlichen Kontakt stattfanden, sprich mittels Face-to-face-Sitzungen, und nicht nur per E-Mail oder Telefon. Da keine Follow-up-Messungen durchgeführt wurden, kann jedoch keine Aussage über die langfristige Wirkung der Effekte gemacht werden.

Fazit

Effektivität psychoedukativer Interventionen in der Onkologie

Insgesamt weisen die aktuellen Forschungsergebnisse auf einen positiven Effekt der psychoedukativen Interventionen hin. Allerdings zeigen sich teilweise uneinheitliche Ergebnisse bezüglich der verschiedenen Outcomes. Daher wird von den Forscherinnen und Forschern immer wieder betont, dass noch mehr Forschung im Bereich der Psychoedukation auf dem Feld der Onkologie notwendig ist, um zu prüfen, wie groß der Nutzen der psychoedukativen Interventionen tatsächlich ist.

Zentrale Ergebnisse sind:
- langfristiger positiver Effekt auf die Lebensqualität
- Verbesserung des allgemeinen Wohlbefindens
- kleine bis mittelgroße Effekte auf die Reduktion depressiver Symptome
- Reduktion der allgemeinen Ängstlichkeit, Angst bei neu erkrankten Patienten, Angst vor Operationen sowie vor einer Wiedererkrankung (mittelgroße Effekte)
- kleine bis mittelgroße positive Effekte auf die Fatigue
- mittelgroßer positiver Effekt auf Schmerzen (Schmerzintensität und Schmerzmanagement)
- mittelgroßer positiver Effekt auf die Schlafqualität

5.4 Spezifische Anwendungsprogramme in der Onkologie

Im Folgenden werden zur besseren Veranschaulichung zwei Psychoedukationsprogramme, die im Bereich der Onkologie Anwendung finden, vorgestellt.

Die Deutsche Rentenversicherung (DRV) bietet eine **Patientenschulung für Patientinnen mit bösartiger Neubildung der Brustdrüse** (ICD-10: C50) an, die sowohl stationär als auch ambulant durchgeführt werden kann (DRV 2019). Ziel der Schulung ist es, den Patientinnen ein mehrdimensionales Krankheitsverständnis zu vermitteln, die Eigenverantwortung und Entscheidungsfähigkeit zu stärken und Handlungskompetenzen in Bezug auf die eigene Erkrankung im Alltag aufzubauen. Insgesamt umfasst das Curriculum sechs themenspezifische, einander ergänzende Module à 60 Minuten.

Die Schulung findet in geschlossenen Gruppen statt, wobei die Gruppengröße eine Teilnehmeranzahl von 15 Patientinnen nicht überschreiten soll. Die einzelnen Sitzungen werden abwechselnd von Ärzten, Psychologen und ggf. von Sozialpädagogen durchgeführt. Neben der Wissensvermittlung zielt das Programm auch auf interaktive Vermittlungsmethoden sowie motivationale Aspekte ab. Die wesentlichen Vermittlungsmethoden sind dabei neben der Diskussion in der Gruppe Vorträge, Einzel- und Kleingruppenarbeit sowie Selbsteinschätzungen der Teilnehmer.

Eine Untersuchung der kurzzeitigen Effektivität des Programms zeigte keine signifikanten Gruppenunterschiede zwischen den Patientinnen, welche die Schulung erhielten, und den Patientinnen in der Kontrollgruppe (»usual care«, d.h. nicht standardisierte Schulung). Allerdings liegen für beide Gruppen positive

Verlaufseffekte vor sowie eine hohe Zufriedenheit mit der Schulung (Richard et al. 2015).

Waadt et al. (2011) entwickelten ein **halbstandardisiertes, auf Progredienzangst ausgerichtetes Therapiemanual**, basierend auf dem Konzept der Kognitiven Verhaltenstherapie für Patienten mit chronischen Erkrankungen (z. B. Krebs, Diabetes mellitus, Multiple Sklerose, Rheuma). Progredienzangst beschreibt die Angst vor einem Fortschreiten der Erkrankung mit allen negativen Folgen und stellt eine der größten Belastungen für Menschen mit einer chronischen Krankheit dar. Die therapeutischen Kernelemente sind »Selbstbeobachtung und Diagnostik« (Verhaltensanalyse des Angsterlebens), »Angstkonfrontation und Neubewertung der Angst« (Kernelement des Programms: zentrale Auseinandersetzung mit der eigenen Angst) sowie »Verhaltensänderung und Lösungen«. Dabei wird der Fokus neben der Wissensvermittlung auf eine Achtsamkeits- und ressourcenorientierte Arbeit gelegt. Ziel der Therapie ist nicht die Elimination der Angst, sondern die Nutzung der Angst als Handlungsmotivation zur Selbstfürsorge. Dafür lernen die Patienten Strategien und Methoden kennen, die ihnen im Alltag helfen, mit der Angst umzugehen und die Kontrolle zu behalten. Das Programm besteht aus vier eineinhalbstündigen Sitzungen und kann als Gruppen- oder Einzelprogramm durchgeführt werden. Dabei eignet sich das Programm sowohl für das ambulante als auch ein stationäres Setting. In einer kontrollierten, teilrandomisierten Studie (Dinkel et al. 2012) konnte die Wirksamkeit des Programms bei Krebspatienten bzw. bei Patienten mit entzündlich rheumatischen Erkrankungen nachgewiesen werden. Es zeigte sich eine signifikante und klinisch relevante Reduktion der Progredienzangst direkt nach der Intervention sowie drei und zwölf Monate später (Effektstärke 0.54).

6 Einführung in das Manual

6.1 Methodische Elemente des Gruppenprogramms

Das hier vorgestellte Programm stellt eine strukturierte Gruppenintervention dar, die jedoch auch im Einzelsetting durchgeführt werden kann.

Das Programm umfasst acht wöchentliche Sitzungen à 120 Minuten. In jeder Sitzung wird eine zehn- bis 15-minütige Pause gemacht, die flexibel durch den Gruppenleiter in Abstimmung mit den Teilnehmern eingerichtet werden kann. Jede Sitzung enthält neben den thematischen Schwerpunkten übende Elemente aus verschiedenen Therapieansätzen.

Das Programm basiert auf dem Ansatz der Kognitiven Verhaltenstherapie und deren Weiterentwicklungen, z. B. der Akzeptanz- und Commitment-Therapie (ACT; nach Hayes & Strosahl 2008), und bezieht Elemente aus der wissenschaftlichen Gesprächspsychotherapie, der Poesie- und Bibliotherapie, der systemischen Familientherapie und der Transaktionsanalyse ein.

Hauptbestandteile des Programms sind:

- Informationen zu psychosozialen Fragen
- themenzentrierte Gesprächsangebote
- emotionale Unterstützung (Ausdruck von Emotionen, emotionale Entlastung)
- Entspannungstechniken und gelenke Imaginationen
- kognitive Umstrukturierung und Neuorientierung
- Erlernen von Selbstkontrollstrategien und Erarbeitung alltagspraktischer Lösungen für die Probleme in Familie, Partnerschaft und Beruf

Angestrebt wird mit diesem Gruppenprogramm:

- Steigerung des Kompetenzerlebens in Bezug auf die Erkrankung
- Stärkung eigener und sozialer Ressourcen
- Auseinandersetzung mit krankheitsbezogenen Gefühlen
- Hilfe zur Selbsthilfe
- Entwicklung eines Wir-Gefühls

6.2 Voraussetzungen zur Durchführung als Gruppenprogramm

6.2.1 Hinweise für den Gruppenleiter

Wir setzen voraus, dass der Gruppenleiter, der mit diesem Manual arbeitet, ein abgeschlossenes Studium (Psychologie/Pädagogik/Medizin/Sozialpädagogik/Sozialarbeit) sowie eine psychotherapeutische Zusatzausbildung hat. Fachliche Weiterbildungen im Bereich Psychoonkologie sind wichtig, da die grundlegenden Konzepte psychotherapeutischer Arbeit mit der Zielgruppe der Tumorpatienten als bekannt vorausgesetzt werden. Außerdem sind Erfahrung als Gruppenleiter günstig und praktische Vorerfahrungen im Umgang mit Tumorpatienten eine wichtige Voraussetzung.

Ausgehend vom systemischen und ressourcenorientierten Ansatz haben sich die folgenden Grundhaltungen für die Durchführung des Programms bewährt:

- Nutzen Sie das, was der Teilnehmer kann und/oder sein Umfeld mitbringt.
- Sprechen Sie mit dem Teilnehmer über das, was funktioniert.
- Reden Sie über praktikable und erreichbare Ziele.
- Gehen Sie langsam und behutsam vor, damit Ressourcen eher entdeckt werden können.

Grundsätzlich haben einzelne Teilnehmer unterschiedliche Bedürfnisse, sich mitzuteilen oder über ihre individuelle Situation zu sprechen. Je nach Lebenssituation kann es sein, dass Teilnehmer zu Hause wenig Kommunikationsmöglichkeit haben, sodass sie in der Gruppe durch einen starken verbalen Mitteilungsdrang auffallen. Wird dies im Vorgespräch (Abschn. 6.2.4) schon deutlich, sollte man mit dem Teilnehmer nach Entlastungsmöglichkeiten suchen, sodass in der Gruppe genügend Raum für die anderen bleibt. Je nach Gruppe kann ein starkes Mitteilungsbedürfnis Einzelner den Gruppenprozess stören oder in seiner Entwicklung behindern. Um das starke Mitteilungsbedürfnis einzelner Teilnehmer zu regulieren, ist es hilfreich, denjenigen freundlich und klar zu stoppen und die Möglichkeit anzubieten, mit ihm nach der Sitzung geeignete Entlastungsmöglichkeiten zu suchen. Auf der anderen Seite werden Teilnehmer, die sehr zurückhaltend sind, durch das Gruppenkonzept (Eingangsrunde [Abschn. 6.3.1] und Hausaufgaben [Abschn. 6.4.4]) zur aktiven Mitarbeit angeregt.

6.2.2 Räumliche und apparative Ausstattung

Um diese Ziele realisieren zu können, ist eine entsprechend gute räumliche und apparative Ausstattung notwendig. Als Minimalstandard erachten wir Folgendes:

- Gruppenraum mit ausreichend Stühlen
- Kissen und Decken für die Entspannungsübungen
- Liegen (oder Isoliermatten) für die Entspannungsübungen (falls möglich)
- Flipchart, Flipchart-Marker
- Schreibunterlagen, Papier und Stifte für die Teilnehmer
- DIN-A2-Malblöcke, Wachsmalstifte

Sofern es die Rahmenbedingungen ermöglichen, kann insbesondere für die Vorstellung der Hintergrundinformation zu den jeweiligen Sitzungen mithilfe von Powerpoint-Präsentationen eine Präsentationstechnik mit Laptop und Beamer hilfreich sein. Alternativ können den Teilnehmern jedoch die Unterlagen auch als Broschüre oder Handzettel ausgehändigt werden.

6.2.3 Zusammensetzung der Gruppe

Grundsätzlich sind die thematischen Schwerpunkte so gewählt, dass sie für Patienten mit unterschiedlichen Diagnosegruppen infrage kommen. Je nach Zusammenstellung der Gruppe geben die Themen Gelegenheit, die jeweiligen diagnosespezifischen Belastungen zu thematisieren oder an der einen oder anderen Stelle zu vertiefen. Wenn es die Rahmenbedingungen erlauben, ist dennoch eine diagnosespezifische Zusammenstellung, beispielsweise für Frauen nach Brustkrebs, problemlos möglich.

Um ein gutes Gruppenklima zu gewährleisten, ist auf eine Ausgeglichenheit bezüglich des Alters und Geschlechts zu achten. Ungünstig ist es, wenn z. B. bei einer Gruppengröße von acht Teilnehmern sieben Frauen und nur ein Mann teilnehmen (oder umgekehrt). Außerdem ist es günstig, die Altersspanne möglichst nicht zu weit zu halten. Nach unserer Erfahrung ist es sinnvoll, bei der Gruppenzusammensetzung auf eine relative Homogenität hinsichtlich des Status der Tumorerkrankung (kurative vs. palliative Situation) zu achten, damit die existenzielle Grundsituation zwischen den Teilnehmern nicht zu stark divergiert.

6.2.4 Vorgespräche

Wir empfehlen, Vorgespräche mit den jeweiligen Interessenten zu führen, um als Leiter zu prüfen, ob die Bedürfnisse der Interessenten zu dem Gruppenangebot passen. Diejenigen, für die das Gruppenangebot nicht infrage kommt, sollten hinsichtlich anderer professioneller Angebote beraten werden, wie beispielsweise im Hinblick auf andere Formen der Beratung oder Behandlung.

Kontraindikationen für die Teilnahme an der Gruppentherapie sind:

- Teilnehmer mit ausgeprägten psychiatrischen Störungen
- Patienten, die nicht gruppenfähig sind
- Patienten, die aufgrund ihres Alters (Konzentrationsfähigkeit, Aufmerksamkeit, Gedächtnis) oder ihrer körperlichen Befindlichkeit (längeres Sitzen) nicht in der Lage sind, an einer Gruppensitzung teilzunehmen

6.3 Ablaufstruktur der Sitzungen

Die Sitzungen haben in der Regel eine Ablaufstruktur, die durch die nachfolgend genannten Elemente gekennzeichnet ist.

6.3.1 Eingangsrunde zur aktuellen Befindlichkeit

Ab der zweiten Sitzung wird zum Einstieg eine kurze Eingangsrunde zur aktuellen Befindlichkeit (5–10 Min.) durchgeführt. Die Fragestellung lautet: »Wie geht es Ihnen im Moment (körperlich/geistig/seelisch)?«

Die Eingangsrunde wird eingesetzt, um den Teilnehmern das Ankommen zu erleichtern und sie differenzierter wahrnehmen zu lassen, was sie aktuell fühlen.

Für den Gruppenleiter ist es darüber hinaus wichtig, die Stimmung der Teilnehmer in Form einer kurzen Benennung der Befindlichkeit zu erfassen und die aktuelle Ausgangssituation der Teilnehmer für die jeweilige Sitzung kennenlernen zu können.

Als Variante in der Durchführung kann die Frage »Wie geht es Ihnen?« mit einer Metapher verknüpft werden, beispielsweise: »Spüren Sie, wie es Ihnen geht, und wählen Sie passend zu Ihrer Stimmung/Ihrem aktuellen Befinden ein Tier und beschreiben Sie kurz, was es gerade macht!«

Es gibt auch andere Metaphern, die eingesetzt werden können, wie Pflanze, Landschaft, Wetter, Fortbewegungsmittel, Farbe, Kleidung, Möbelstück, Gebäude, Märchenfigur oder Musikinstrument.

Dieses Vorgehen eignet sich zum Bewusstmachen

- des individuellen Stimmungsbildes
- des Energieniveaus
- des Aktivitätsniveaus
- der Bedürfnisse
- persönlicher Themen

6.3.2 Informationen zum thematischen Hintergrund

Zu jeder Sitzung werden den Teilnehmern Hintergrundinformationen zum jeweiligen Thema gegeben, die entweder in Form von Präsentationsfolien oder Arbeitsmaterialien eingeführt oder mündlich vom Gruppenleiter eingebracht werden. Dem Gruppenleiter bleibt es dabei überlassen, wie groß der zeitliche Umfang für diese Informationen sein sollte. Wir geben eine ungefähre Zeitangabe als Empfehlung vor, die in Abhängigkeit von den Bedürfnissen der Teilnehmer und vom individuellen Stil des Gruppenleiters variiert werden kann. In allen Sitzungen sind Arbeitsmaterialien in Form von Arbeitsblättern (Präsentationsvorlagen) oder Übungsblättern (Schreib- oder sonstige Übungsanleitungen für die Teilnehmer) beigefügt.

6.3.3 Abschluss der Sitzung

Wir machen bewusst keine Befindlichkeitsrunde am Ende einer Sitzung, da sonst Prozesse, die noch nachwirken, unterbrochen werden. Wir beenden jede Sitzung mit einer abschließenden Frage: »Wer noch etwas sagen möchte, kann dies jetzt gerne tun; wer nichts sagen möchte, schüttelt einfach den Kopf.«

6.4 Erläuterungen zu methodischen Elementen

6.4.1 Clustertechnik

Die amerikanische Schriftstellerin Gabriele L. Rico entwickelte dieses Verfahren Anfang der 1980er-Jahre (Rico 2004). Sein Name geht zurück auf das englische Wort Cluster: Bündel, Traube, Gruppe, Anhäufung. Sinn dieser Technik ist, Kontakt zu den unzähligen Ereignissen, Gedanken, Gefühlen, Ideen und Bildern zu bekommen, die wir in unserem Gedächtnis gespeichert haben, was durch gezieltes Denken oft nicht möglich ist. Wir brauchen einen »Zauberschlüssel«, um die verborgenen Schätze und ihre Vernetzung zu erschließen.

6.4.2 Elfchen

Elfchen sind kurze Gedichte, die als Technik des kreativen Schreibens vor allem Anwendung in der Pädagogik finden (https://de.linkfang.org/wiki/Elfchen).

Wie der Name schon sagt, bestehen Elfchen aus elf Wörtern, die auf fünf Zeilen verteilt werden: 1. Zeile 1 Wort, 2. Zeile 2 Wörter, 3. Zeile 3 Wörter, 4. Zeile 4 Wörter, 5. Zeile 1 Wort. Das Formulieren eines Elfchens schützt durch seine vorgegebene Begrenzung vor einer zu großen Ausuferung negativer Gefühle und ermöglicht, wesentliche Gedanken »auf den Punkt« zu bringen. Dieses Vorgehen eignet sich besonders bei komplexen Themen wie Angst, Stress oder Identität.

Ziel dieser Schreibanregung ist es, spontan eine Quintessenz aus der jeweiligen Problematik zu bilden. Das Elfchen beinhaltet durch seine häufig auch metaphorische Fokussierung eine subjektiv treffende Darstellung und kann daher Ansätze und Impulse zur Lösung eben dieser Problematik geben.

6.4.3 Rollenspiel

Das Rollenspiel als therapeutische Intervention hat in der psychotherapeutischen Praxis eine lange Tradition. Um 1908 arbeitete Jakob L. Moreno, der Begründer des Psychodramas, mit dieser Methode (Moreno 1959). Fritz Perls, der Begründer der Gestalttherapie, modifizierte diese Technik, indem er Teilnehmer anleitete, verschiedene Rollen einzunehmen und durchzuspielen, um danach wieder in die eigene Rolle zurückzukehren und das Erlebte kritisch zu reflektieren.

Das Rollenspiel kann zur Beziehungsklärung und zum Einüben neuer Verhaltensweisen eingesetzt werden. Auf diese Art können Teilnehmer wichtige emotionale und kognitive Einsichten gewinnen, die in der alltäglichen Lebensgestaltung zu einem kongruenteren Verhalten führen können. Voraussetzungen für ein Rollenspiel sind zum einen ein vertrauensvolles und spannungsfreies Klima in der Gruppe und zum anderen die Freiwilligkeit der Protagonisten.

Wir halten es für günstig, wenn der Gruppenleiter nicht selbst mitspielt, sondern die Aufgabe des Anleiters der Akteure übernimmt und gleichzeitig auch die anderen Teilnehmer im Blick hat. Weitere Voraussetzungen sind eine klare Begrenzung der Rollen, der Spielzeit und der konkreten Spielsituation, sodass für alle deutlich ist, wann das Spiel beginnt und wann es endet.

Leitende Instruktionen könnten sein:

- Welche Situation soll dargestellt werden?
- Welche Rolle möchten Sie spielen?
- Wenn Sie möchten, können Sie jederzeit aus der Rolle aussteigen.

Um den Spielbeginn und den Rollenwechsel deutlich zu machen, ist es sinnvoll, den Platz zu wechseln. Für eine innere Distanzierung hilft die anschließende Besprechung mit folgenden Fragen:

- Was haben Sie erlebt?
- Was war schwierig?
- Was war gut?
- Welche Konsequenzen sehen Sie möglicherweise für Ihren Alltag?

Im Hinblick auf die Gruppenteilnehmer, die nur zugeschaut und zugehört haben, sollte der Protagonist gefragt werden: »Möchten Sie von den anderen Rückmeldungen bekommen?« Wenn er verneint, sollte dies respektiert werden.

Unter günstigen Voraussetzungen kann so eigenes Erleben spielerisch ausgedrückt und neues Verhalten getestet werden.

6.4.4 Hausaufgaben

Die alltagspraktische Umsetzung der Gruppenthemen wird durch Hausaufgaben gefördert, die der Vor- oder Nachbereitung der Sitzungen dienen. Die Hausaufgaben sollten im Allgemeinen vor der abschließenden gelenkten Imagination (s. folgenden Abschnitt) gestellt werden.

Hausaufgaben sind Übungen im Alltag mit dem Ziel der Erweiterung der eigenen Selbst- und Fremdwahrnehmung sowie der Förderung neuer Verhaltensweisen. Im Sinne der Kompetenzsteigerung soll das verstärkt und ergänzt werden, was in den thematischen Sitzungen erarbeitet wird.

Die Hausaufgaben sind Anregungen für die Teilnehmer und sollten keinen verpflichtenden Charakter annehmen. Daher sollten in der Besprechung nicht gemachte Hausaufgaben ressourcenorientiert konnotiert werden, etwa mit der Frage: »Was haben Sie statt der Hausaufgaben gemacht?« Diese Frage fördert das Vertrauen zwischen Gruppenleiter und Teilnehmer, vermeidet Schuld- und Versagensgefühle und dient einer salutogenetischen Selbstexploration des Teilnehmers, da sie nicht auf die Defizite fokussiert.

6.4.5 Gelenkte Imagination

Alle Sitzungen enthalten eine Imaginationsübung. Gelenkte Imaginationen werden in verschiedenen therapeutischen Kontexten als erlebnisorientierte Verfahren zur Förderung der Achtsamkeit und Selbstwahrnehmung genutzt. In der Literatur gibt es für diese Technik viele Synonyme, wie Visualisierungsübungen, visuelle Symbolisationen, geleitete Fantasien bzw. innere Vorstellungs- oder Anschauungsbilder.

Imaginative Verfahren werden als separate Therapiemethoden durchgeführt und können zusammen mit anderen Verfahren, wie Entspannungstechniken oder hypnotischen Verfahren, angewendet werden. Therapeutisches Ziel imaginativer Verfahren in der kognitiven Verhaltenstherapie ist die offene oder verdeckte Verhaltensänderung als innerpsychischer Vorgang. Insgesamt sind Imaginationsverfahren besonders dazu geeignet, den Teilnehmern einen Zugang zu krankheitsspezifischen Glaubenssystemen und Überzeugungen zu ermöglichen. Abgewehrte, verdrängte und vorbewusste Denkinhalte und Affekte können deutlich werden und durch entsprechende Aufarbeitung geklärt und in hilfreiche Metaphern transformiert werden.

Wir benutzen diese Technik, um Teilnehmern die Möglichkeit zu geben, eigene Bilder, Symbole oder Metaphern für sich und die eigene Lebenssituation zu entwickeln und damit das Bewusstmachen innerseelischer Empfindungen zu fördern. Mithilfe von gezielten Instruktionen lassen sich Bezüge zur eigenen Lebenssituation herstellen. Insofern geht es auch nicht darum, »richtig Bilder« zu entwickeln, sondern die Instruktionen als Anregungen für das eigene Erleben zu nutzen. Zusammen mit einer ressourcenorientierten Aufarbeitung bietet diese Technik eine gute Unterstützung zur Krankheitsverarbeitung.

Aufgrund des Gesamtkonzeptes werden in unserem Programm ressourcenorientierte Imaginationsübungen verwendet, in denen auf aggressive Bilder oder Suggestion einer direkten Beeinflussung des Tumorgeschehens durch Vorstellungskraft oder Gedanken verzichtet wird. Unter Teilnehmern sind allerdings die Bücher von Carl Simonton, »Wieder gesund werden« oder »Auf dem Wege der Besserung«, immer noch sehr beliebt, die auch die Methoden der gelenkten Imagination populär gemacht haben. Dadurch wird den Lesern suggeriert, dass ein regelmäßiges Praktizieren der Übungen eine direkte Auswirkung auf ihr Tumorgeschehen haben kann, was jedoch durch wissenschaftliche Studien bisher nicht belegt werden konnte. Diese Botschaft weckt bei den betroffenen Personen oft unrealistische Hoffnungen und falsche Erwartungen. Die Folge sind Schuldgefühle, die Übungen nicht oft genug oder nicht richtig gemacht zu haben und so für den fortschreitenden Verlauf der Erkrankung verantwortlich zu sein. Bei Bedarf oder entsprechenden Rückfragen einzelner Teilnehmer kann darauf aufmerksam gemacht und die entsprechenden Informationen und Erklärungen zur Bedeutung ressourcenorientierter Imaginationen gegeben werden.

6.5 Modifikationen des Manuals für die Anwendung in verschiedenen Settings

6.5.1 Allgemeine Hinweise

Das hier vorliegende Manual ist hinsichtlich des Aufbaus und der Anzahl der Sitzungen als Gruppenprogramm in der Phase der Rehabilitation oder Nachsorge für das ambulante oder stationäre Setting konzipiert. Es eignet sich jedoch auch für die Arbeit im Einzelsetting. Der Aufbau der thematischen Sitzungen folgt den Erfahrungen in der langjährigen Erprobung. Hierbei hat es sich gezeigt, dass mit den in diesem Manual dargestellten acht Sitzungen die wichtigsten Schwerpunktthemen behandelt werden können. Sofern die Rahmenbedingungen es erlauben, ist es jedoch auch möglich, die Anzahl auf zehn Sitzungen auszuweiten, da insbesondere die Themen der beiden Sitzungen »Umgang mit nahe stehenden Personen« (Sitzung 6) und »Belastende Gefühle« (Sitzung 5) mehr Zeit in Anspruch nehmen können. Um der daraus resultierenden intensiveren Auseinandersetzung der Gruppenteilnehmer zu diesen beiden Themen Raum zu geben, können die jeweiligen Themensitzungen auf eine weitere Gruppensitzung ausgedehnt werden, um eine intensivere Bearbeitung möglich zu machen. In diesen Fällen erfolgt eine Wiederaufnahme des Themas sowie des Prozesses in der nächsten Sitzung, wobei die jeweils nächsten Themen dann auf eine der darauffolgenden Sitzungen verschoben werden.

Das hier vorgestellte Programm kommt schwerpunktmäßig für Patienten infrage, die ihre primäre Behandlung bereits abgeschlossen haben, unabhängig davon, ob sie sich in einer kurativen oder palliativen Behandlungssituation befinden. Damit ist es sowohl in der Nachsorge nach abgeschlossener Akutbehandlung als auch als Maßnahme zur Vertiefung und Festigung des Rehabilitationserfolgs im Anschluss an eine stationäre Rehabilitationsmaßnahme als Einzel- oder Gruppenintervention einsetzbar.

Eine Durchführung als Gruppenintervention während laufender medizinischer Therapie ist aus Erfahrung der Autoren eher schwierig. Dies liegt zum einen in den organisatorischen Rahmenbedingungen begründet, da die Gruppensitzungen während der laufenden Tumortherapie oft als zusätzliche Belastungen angesehen werden und eine kontinuierliche Teilnahme aus verschiedenen Gründen häufig nicht möglich ist. Zum anderen zeigt die Erfahrung, dass die Patienten in der Akutphase der Behandlung teilweise noch zu stark mit den direkten Belastungen der Behandlung befasst sind und die Themen der psychoedukativen Intervention sowie das Gruppensetting sie überfordern können. Dies bedeutet jedoch nicht, dass in Einzelfällen eine Teilnahme nicht sinnvoll sein kann. Sie sollte jedoch nach einer Abklärung des individuellen Bedarfs erfolgen. Hinsichtlich der Zielgruppe sind die Themen so gewählt, dass sie grundsätzlich für Patienten aller Diagnosegruppen infrage kommen.

6.5.2 Modifikation für die stationäre Rehabilitation

Da Patientenschulung in der stationären Rehabilitation einen hohen Stellenwert hat, ist die stationäre Rehabilitation ein geeignetes Setting für die Durchführung des hier vorgelegten Programms als Gruppenintervention. Die Gruppenintervention stärkt und fördert die Mitwirkung des Patienten, die für die Therapieplanung, Durchführung und den Erfolg der Rehabilitation von zentraler Bedeutung ist. Wissen über somatopsychische Zusammenhänge sowie die Motivation des Patienten sind bei möglicherweise notwendigen Veränderungen von Verhaltens- und Lebensweisen hierfür wichtige Grundvoraussetzungen. Bisher liegt seitens der Rentenversicherungsträger nur ein spezifisches Programm für Brustkrebspatientinnen vor, welches auch medizinische Informationen enthält (▶ Kap. 5.4). Insofern kann unser Gruppenprogramm eine sinnvolle Ergänzung oder Alternative darstellen, insbesondere für Patienten anderer Diagnosegruppen.

Aufgrund der Aufenthaltsdauer von in der Regel 21 Tagen müssen der Umfang des hier vorgestellten Programms an diesen Zeitrahmen angepasst sowie die psychosozialen Behandlungsziele und Themen sehr stark fokussiert werden. Aus diesem Grund haben wir aus den acht Sitzungen ein Gruppenkonzept speziell für die stationäre Rehabilitation zusammengestellt und über viele Jahre in der Klinik für Tumorbiologie UKF Reha Freiburg erfolgreich erprobt. Das Gruppenprogramm ist inzwischen zu einem festen Bestandteil des psychosozialen Rehabilitationsprogramms geworden.

Unsere Erfahrungen im klinischen Setting einer stationären Rehabilitation haben gezeigt, dass auch ein gruppentherapeutisches Angebot mit insgesamt fünf Sitzungen gut durchführbar ist. In einem Zeitraum von drei Wochen finden fünf zweistündige Sitzungen für maximal acht bis zehn Teilnehmer statt. Es handelt sich um ein offenes Gruppenkonzept, bei dem in jeder Sitzung neue Teilnehmer entsprechend den wöchentlichen Aufnahmen hinzukommen und andere Teilnehmer nach Abschluss der fünften Sitzung ausscheiden können.

Aus dem vorliegenden Manual wurden hierzu fünf thematische Sitzungen (Tab. 6-1) zusammengestellt, die einen strukturierten und thematisch abgegrenzten Rahmen für den gemeinsamen Arbeitsprozess vorgeben. Für das Reha-Programm wurden für die Patienten wichtige, im Rahmen der begrenzten Zeit bearbeitbare Themen ausgewählt. Die hier vorgestellte Kurzversion ist prinzipiell auch im ambulanten Setting umsetzbar.

Tab. 6-1 Modifikation des psychoedukativen Gruppenkonzeptes für die stationäre Rehabilitation mit 5 Sitzungen

Nummer der Sitzung aus dem Gesamtprogramm	Inhalt (Kapitel)
Sitzung 2	Krankheit und Stress (Kap. 7.2)
Sitzung 3	Krankheitsverarbeitung und Gesundheitskompetenz (Kap. 7.3)
Sitzung 4	Subjektive Bedürfnisse und personale Ressourcen (Kap. 7.4)
Sitzung 5	Umgang mit belastenden Gefühlen (Kap. 7.5)
Sitzung 6	Kontakt zu nahestehenden Personen (Kap. 7.6)

Mit diesen fünf Sitzungen können die wichtigen Themen Gesundheitsförderung/Salutogenese, Stress und Belastung, Krankheitsverarbeitung, Umgang mit belastenden Gefühlen und Kontakt zu nahestehenden Personen bearbeitet werden, wobei die thematische Abfolge der Sitzungen aufgrund der Rahmenbedingungen einer offenen Gruppenstruktur keine Bedeutung mehr hat.

- Sitzung 2 thematisiert den für fast alle Patienten wichtigen Problembereich Stress, sowohl hinsichtlich der aktuellen Krankheits- und Behandlungssituation als auch bezüglich eines häufig genannten Lebenskonzeptes, das geprägt ist von hohen Leistungserwartungen an sich selbst in vielerlei Hinsicht.
- Sitzung 3 fördert salutogenetische Denkprozesse und Verhaltensweisen.

- Sitzung 4 fokussiert die Wahrnehmung der eigenen Bedürfnisse sowie die Stärkung der Ressourcen.
- Sitzung 5 thematisiert den für alle Krebspatienten wichtigen Umgang mit belastenden Gefühlen und stellt somit ein Kernstück des Rehabilitationsprogramms dar.
- Sitzung 6 beinhaltet als elementaren Baustein des Gruppenangebotes in der stationären Rehabilitation die Kommunikation mit nahestehenden Personen und die damit verbundenen Themen der zwischenmenschlichen Nähe und Distanz einschließlich deren Regulierung.

In der stationären Rehabilitation ist zu bedenken, dass die Teilnehmer neben der Gruppenintervention noch andere Angebote wahrnehmen, was zu einer intensiven Auseinandersetzung mit der eigenen Krankheitssituation führen kann. Manche Patienten neigen dazu, sich zu überfordern. Bei der Kombination mit anderen Angeboten ist daher darauf zu achten, dass in Absprache mit dem Patienten ein ausgewogenes Maß an Anregung, Anforderung und Erholung gegeben ist. Viele der Themen benötigen eine angemessene Nachbearbeitung und wirken in der Auseinandersetzung dadurch auch in den Klinikalltag hinein. Hier ist der stetige Hinweis auf eine für sich selbst sorgende, ressourcenorientierte Grundhaltung wichtig.

6.5.3 Modifikation als Einzelintervention in der ambulanten Versorgung

Im Folgenden soll auf die Besonderheiten der Durchführung des Programms als strukturierte Einzelintervention eingegangen werden. In der Einzelintervention können das gesamte Programm oder ausgewählte thematische Einheiten durchgeführt werden. Es eignet sich auch in Bezug auf den Einsatz von Teilelementen in Kombination mit einer laufenden Einzelpsychotherapie. Will man das Programm als Ganzes durchführen, kann der thematische Hintergrund relativ frei vermittelt und an die Vorkenntnisse des Patienten entsprechend angepasst werden. In Sitzung 5 (Umgang mit belastenden Gefühlen) können die als fakultativ aufgeführten Vorgaben zu den Gefühlen Wut, Trauer/Depressivität und Angst vor dem Sterben und Tod entsprechend dem Bedarf des Patienten individuell variiert und kombiniert werden.

Die im Manual vorgestellten Sitzungen sowie die psychoedukativen Elemente lassen sich auch sehr gut in einzelpsychotherapeutischen Sitzungen, unabhängig von der Therapieschule, einsetzen und somit kombiniert mit psychotherapeutischen Techniken verwenden. Psychoedukative Elemente dienen nicht nur der Wissensvermittlung (z. B. beim Abwägen zwischen Wirkung und Nebenwirkung unterschiedlicher Behandlungsmaßnahmen), sondern können in der Psychotherapie auch helfen, das Selbsthilfepotenzial der Patienten zu fördern und zu nutzen, indem diese dazu angeregt werden, sich mit ihren Emotionen und Kognitionen auseinanderzusetzen und eine problemlösungs- und bewältigungsorientierte Einstellung zu gewinnen. Ängste, Unsicherheiten und Befürchtungen können auf diesem Weg reduziert werden. Eine Auswahl der im Folgenden genannten Elemente ist in der Einzelarbeit sehr gut geeignet und bietet sich hierfür ganz besonders an.

In der Arbeit mit einem Cluster können Patienten dazu aufgefordert werden, Situationen zu sammeln, die sie angesichts ihres Krankheitsverlaufs befürchten, oder aber auch all die Situationen aufzuschreiben, die sie z. B. in der vergangenen Zeit als beglückend erlebt haben.

Alle hier im Buch aufgeführten Texte lassen sich auch in der einzeltherapeutischen Arbeit verwenden. Bei der Arbeit mit Texten ist es jedoch notwendig, individuell abzuklären, ob der Patient oder Ratsuchende über einen Text ansprechbar ist oder ob ihn ein solches Angebot eher befremdet und irritiert.

Alle gelenkten Imaginationen können natürlich auch im einzeltherapeutischen Kontakt durchgeführt und im Sprachgebrauch individuell angepasst werden. Geht es ausschließlich darum, Ruhe zu finden oder sich selbst zu unterstützen, um sich wohler zu fühlen, dann kann der »Ort des Wohlbefindens« (Arbeitsblatt 7.1.8) hilfreich sein. Um Abstand von Ängsten oder kritischen Lebenssituationen zu bekommen, kann der »Zauberteppich« (Arbeitsblatt 7.5.13) zum Einsatz kommen. Mit der Übung »Lebensfreude« (Arbeitsblatt 7.2.5) lassen sich Ressourcen reaktivieren und die Imaginationen »Meeresküste« (Arbeitsblatt 7.6.7) und »Zugang zu seinen Ressourcen finden« (Arbeitsblatt 7.8.10) wecken bei manchen Menschen Energien, andere berichten, nach der Durchführung ruhig und gelassen geworden zu sein. Im Zusammenhang mit dem Thema, die Krankheit zu akzeptieren, bietet die Imagination »Entwicklung freundschaftlicher Gefühle dem eigenen Körper gegenüber« (Arbeitsblatt 7.3.5) einige Aspekte zur Reflexion.

Es kann nur im Einzelfall entschieden werden, ob das Schreiben eines Elfchens (Übungsblatt 7.5.2) für den jeweiligen Patienten sinnvoll ist und ob der Patient sich auf diese Anregung einlassen möchte.

Für die Bearbeitung des Themas Stress hat es sich als günstig erwiesen, die Clustertechnik einzusetzen und mit dem Patienten zu sortieren, was in seiner Lebenssituation stressauslösende Aspekte und was Stressreaktionen auf den unterschiedlichen Ebenen sind, da umgangssprachlich beides häufig vermischt wird. Zur Veranschaulichung kann durchaus auch das Arbeitsblatt »Stress – Was ist das eigentlich?« (Arbeitsblatt 7.2.1) verwendet werden. Mit gut strukturierten Patienten lässt sich auch ohne ein Cluster mit dem Übungsblatt »Auslöser, Bewertung, Stressreaktion« (Übungsblatt 7.2.1) arbeiten. Wenn es sich in der Therapie zeigt, dass der Patient externe Stressoren nicht kontrollieren kann, ist es hilfreich, eine Innenschau auf das Problem anzuregen. Hierbei lassen sich prägende Denk- und Verhaltensmuster mithilfe des Arbeitsblatts »Antreiber/Erlaubnisse« (Arbeitsblatt 7.4.1) identifizieren, bearbeiten und entsprechende individuelle Erlaubnissätze formulieren.

In Einzelgesprächen nimmt das bei Tumorpatienten häufig auftretende Thema »Fatigue« einen wichtigen Stellenwert ein. Neben den Information zum Phänomen »tumorassoziierte Fatigue« können die Anregungen zur Bearbeitung der verschiedenen Arbeitsblätter praktische Tipps für die Planung und den konstruktiven Umgang im Alltag verbessern und dadurch das Problem lindern (Arbeitsblatt 7.8.7 »Strategien zum Selbstmanagement«, Arbeitsblatt 7.8.8 »Praktische Tipps, um Energie einzusparen«, Arbeitsblatt 7.8.9 »Hilfen zur Regeneration«).

Für den Umgang mit Ängsten eignet sich auch im Einzel das Gedicht »Nach dreißig« (Arbeitsblatt 7.5.6) sehr gut. Es ermöglicht Patienten, sich in ihrem Tempo und Rhythmus dem Thema anzunähern. Je nachdem, wie konfrontativ die Inhalte der Sitzung für den Patienten gewesen sind, kann er über die Imagination »Zauberteppich« (Arbeitsblatt 7.5.13) den für ihn notwendigen Abstand wiedergewinnen

Wenn es um die weitere Lebensplanung nach Abschluss von Therapie und ggf. Rehabilitation geht, dann können die Reflexion mithilfe des »stufenweisen Gesundheitsplans« (Arbeitsblatt 7.3.6) und die Erstellung eines »Gesundheitskreises« (Arbeitsblatt 7.3.7) sehr hilfreich sein.

7 Die Sitzungen im Einzelnen

7.1 Sitzung 1: Gesundheitsförderung bei Krebs

7.1.1 Thematischer Hintergrund

Eine Tumorerkrankung stellt für die Betroffenen eine große Belastung dar und kann vieles im gewohnten Leben infrage stellen. Durch den veränderten Gesundheitszustand und die häufig lang andauernden und invasiven Behandlungsmaßnahmen ergeben sich zahlreiche Folgeprobleme und Belastungssituationen, die die Erkrankten so noch nie erlebt haben. Es bestehen zumeist keine Vorerfahrungen, auf die zurückgegriffen werden könnte. Eine Krebserkrankung wird auch in der kurativen Behandlungssituation oft als lebensbedrohlich erlebt und es stellen sich existenzielle Fragen, die zuvor keine oder eine geringere Rolle gespielt haben. Dies betrifft nicht nur die betroffenen Personen, sondern auch ihre Angehörigen und ihr gesamtes soziales Umfeld. So versuchen sich Krebspatienten neu zu orientieren, setzen andere Präferenzen als zuvor und haben den Wunsch, vermehrt etwas für sich zu tun und zu ihrer körperlichen und psychischen Stabilität beizutragen. Dabei spielt die Lebensqualität eine wichtige Rolle: Wie kann ich mein Leben unter diesen neuen Bedingungen gestalten, damit es auch mit der Erkrankung noch lebenswert bleibt? Dieser Themenkomplex wird im Kapitel 2 in diesem Buch ausführlich dargelegt. Viele Patienten beschäftigen sich auch mit den folgenden Fragen: Wie kann ich meine Gesundheit fördern? Was kann ich selbst tun, um meine Gesundheit zu erhalten? Wie bewahre und stärke ich meine körperliche und seelische Stabilität? Das Konzept der Salutogenese (▸ Kap. 2.1) sowie die Gesundheitsförderung bilden den Kern dieser ersten Sitzung. Sie können für Patienten wichtige Anregungen geben, um mit den krankheits- sowie behandlungsbedingten Einschränkungen besser umgehen zu lernen, und spielen daher für unser Programm eine wichtige Rolle. Die Schärfung der Wahrnehmung, die Bewusstmachung und fortlaufende Reflexion gesundheitserhaltender Faktoren stehen im Mittelpunkt des Psychoedukationsprogramms. Der Fokus der salutogenetischen Sichtweise liegt auf den personalen und sozialen Ressourcen als eine Grundvoraussetzung für eine konstruktive Bewältigung der Belastungen, Bedrohungen und Krisen infolge der Erkrankung.

7.1.2 Zielsetzung

Bei den Überlegungen zu der Frage, was einen Menschen gesund erhält oder was ihm dabei hilft, sich nach einer Erkrankung wieder zu regenerieren, geht es um die Entstehung und Erhaltung von Gesundheit im Sinne eines komplexen Geflechts von psychischen, physischen und sozialen Faktoren. In dieser Sitzung werden die Prinzipien der Salutogenese in verschiedenen Elementen und Bausteinen behandelt, die das Programm wie ein roter Faden durchziehen. Es geht um Ressourcenorientierung, Selbstvertrauen, Kompetenzstärkung und Förderung des individuellen Selbsthilfepotenzials. Den Teilnehmern wird es ermöglicht, ihre Aufmerksamkeit für die vorhandenen oder zu entdeckenden Fähigkeiten und Ressourcen zu schärfen und die eigenen Kontrollmöglichkeiten und Kompetenzen zu stärken anstatt die Aufmerksamkeit nur auf die erlebten Defizite zu lenken.

7.1.3 Sitzung 1 im tabellarischen Überblick

Programmelemente (ungefähre Zeitangaben)	Arbeitsmaterialien
Begrüßung und Vorstellungsrunde (20 Min.)	• Klebeetiketten (als Namensschilder) • Stifte
Erfragung der Wünsche, Bedenken und Befürchtungen der Teilnehmer (15 Min.)	• DIN-A5-Karteikarten
Vorstellung des Gruppenprogramms (5 Min.)	• Arbeitsblatt Nr. 7.1.1: Vorstellung des Gruppenprogramms
Arbeitsblätter zum thematischen Hintergrund (10 Min.)	• Arbeitsblatt Nr. 7.1.2: Gesundheitsdefinition I • Arbeitsblatt Nr. 7.1.3: Gesundheitsdefinition II • Arbeitsblatt Nr. 7.1.4: Pathogenese vs. Salutogenese • Arbeitsblatt Nr. 7.1.5: Salutogenese in der Onkologie • Arbeitsblatt Nr. 7.1.6: Kriterien psychosozialer Gesundheit • Arbeitsblatt Nr. 7.1.7: Grundprinzipien der Gesundheitsförderung
Namen-Cluster, Anleitung und Durchführung (10 Min.)	• leeres Arbeitsblatt für Namen-Cluster
Schreiben eines Elfchens (10–15 Min.) Vorlesen und Besprechen des Elfchens (15–20 Min.)	• Übungsblatt Nr. 7.1.1: Das Elfchen
Durchführung der gelenkten Imagination (20 Min.)	• Arbeitsblatt Nr. 7.1.8: Gelenkte Imagination – Ort des Wohlbefindens
Abschluss der Sitzung (5 Min.)	

7.1.4 Inhaltlicher Ablauf

Begrüßung und Vorstellungsrunde

Der Gruppenleiter begrüßt die Teilnehmenden und gibt Hinweise zum zeitlichen Rahmen einschließlich Pause und der Schweigepflicht.

Im Anschluss daran erfolgt eine Vorstellungsrunde. Wie ausführlich die Vorstellungsrunde gestaltet werden soll, hängt von den Erfahrungen und Vorlieben des Gruppenleiters ab. Da er mit der Vorstellung seiner Person die Runde beginnt (vertrauensfördernde Maßnahme), kann er selbst die Aspekte benennen, die ihm wichtig oder notwendig für die gemeinsame Arbeit erscheinen (Name, Alter, Wohnort, Beruf, Familienstand, Hobbys/Interessen ...). Nach unseren Erfahrungen sollte die Vorstellungsrunde eher knapp sein und sich auf wenige Angaben zur Person begrenzen. Bei Bedarf können Namensschildchen angefertigt und verteilt werden (z. B. Klebeetiketten).

Hinweis für die Gruppenleiter

Manche Teilnehmer neigen dazu, in der Vorstellungsrunde ausführlich ihre Krankengeschichte zu erzählen. Hier sollte der Gruppenleiter versuchen, die Ausführungen zu begrenzen. Hilfreich hierfür kann das Vorstellen anhand einer Metapher sein (► Kap. 6.3.1).
Der Gruppenleiter sollte darauf vorbereitet sein, dass der Austausch der Teilnehmer untereinander in den Pausen Ängste und Irritationen bei Einzelnen hervorrufen kann, wenn beispielsweise Behandlungsmaßnahmen oder Krankheitsverläufe verglichen werden. Sinnvoll ist es dann, auf die Individualität jedes einzelnen Behandlungsprozesses hinzuweisen und bei medizinischen Unklarheiten zu ermutigen, den behandelnden Arzt zu fragen.

Erfragen der Wünsche, Bedenken und Befürchtungen der Teilnehmer

In einer zweiten Runde schreiben die Teilnehmer auf DIN-A5-Karteikarten separat ihre Wünsche, Bedenken und Befürchtungen. Instruierende Fragen hierzu können sein:
- Was will ich?
- Was will ich nicht?

Die Antworten werden vorgelesen und im Hinblick auf ihre Realisierbarkeit in diesem Rahmen besprochen. Danach sammelt der Gruppenleiter die Karteikarten ein und bewahrt sie bis zur Abschlusssitzung auf, in der die Teilnehmer prüfen können, was aus ihren Wünschen geworden ist, welche erfüllt sind, welche noch offen sind und was sich möglicherweise verändert hat.

Der Leiter nennt die Ziele des Programms (z. B. Anregung zu geben für eine befriedigende Lebensgestaltung, ein gutes Forum zum Austausch zu schaffen) und weist auf grundlegende Gruppenregeln hin.
- Schweigepflicht: Alles, was in der Gruppe besprochen wird, bleibt auch dort!
- Keine ungebetenen Ratschläge erteilen: Nur wenn jemand Ideen anderer zu

einem eigenen Konflikt hören möchte, also darum bittet oder danach fragt, können Gruppenmitglieder eigene Lösungsvorschläge äußern. Wer sich von den Teilnehmern unsicher fühlt, kann fragen: »Möchten Sie meine Meinung dazu hören?« Gegebenenfalls kann auch der Leiter intervenieren und fragen: »Möchten Sie eine Rückmeldung bekommen oder möchten Sie es/das Gesagte so stehen lassen?«
- Regelmäßige Teilnahme und ggf. rechtzeitige Absage.

Arbeitsmaterialien:
- Schreibutensilien (Unterlagen, Papier, Stifte)
- DIN-A5-Karteikarten

Vorstellung des Gesamtprogramms

Das Gesamtprogramm mit den acht thematischen Sitzungen wird anhand des nachfolgenden Arbeitsblattes 7.1.1 vorgestellt und die Themen jeder Sitzung werden kurz erläutert.

Arbeitsmaterialien:
- Arbeitsblatt Nr. 7.1.1 Übersicht der thematischen Sitzungen des Gesamtprogramms

Hintergrundinformation zur Sitzung

Die Hintergrundinformationen zur Sitzung 1 basieren auf den Ausführungen in den Kapiteln 2.1 und 2.2 und werden durch die hier aufgeführten Arbeitsmaterialien unterstützt. Das Konzept der Salutogenese stellt anders als üblicherweise in der Medizin nicht die Fragen nach Ursachen für die Erkrankung oder mögliche Risikofaktoren (pathogenetisches Modell), sondern die Bedingungen, die der Gesundheitsförderung und Gesunderhaltung dienen. Im Konzept der Salutogenese spielen die personalen und sozialen Ressourcen eine wesentliche Rolle, d. h. wie gut Menschen in der Lage sind, vorhandene Ressourcen zum Erhalt ihrer Gesundheit und ihres Wohlbefindens zu nutzen. Die zentrale personale Ressource ist dabei das Kohärenzgefühl (sense of coherence). Antonovsky (1997) versteht darunter ein positives Selbstbild hinsichtlich der eigenen Handlungsfähigkeit, der Bewältigungsmöglichkeit externer und interner Lebensbedingungen. Ein weiterer wesentlicher Gedanke Antonovskys ist, dass sich zwischen den Polen Gesundheit und Krankheit ein Kontinuum erstreckt. Jeder Mensch, auch wenn er sich selbst als krank erlebt, hat auch gesunde Anteile in sich.

Vor dem Hintergrund der negativen Gefühle, die in der Auseinandersetzung mit einer Krebserkrankung auftauchen, wie existenzieller Verunsicherung, Ohnmacht, dem Gefühl des Ausgeliefertseins und des Kontrollverlustes, richten viele Patienten ihr Augenmerk nur noch auf das erlebte Defizit. Sie nehmen sich selbst gegenüber einen pathogenetischen Blickwinkel ein. Das Augenmerk auf die Förderung vorhandener Ressourcen zu richten und die Selbstkontrolle der Patienten zu stärken, sind wichtige psychoonkologische Behandlungsansätze, die nicht nur dazu beitragen, gesundheitserhaltende Faktoren zu fördern, sondern auch so konstruktiv wie möglich mit den Bedrohungen und Krisen umzugehen.

Arbeitsmaterialien:
- Arbeitsblatt Nr. 7.1.2 Gesundheitsdefinition I
- Arbeitsblatt Nr. 7.1.3 Gesundheitsdefinition II
- Arbeitsblatt Nr. 7.1.4 Pathogenese vs. Salutogenese
- Arbeitsblatt Nr. 7.1.5 Salutogenese in der Onkologie
- Arbeitsblatt Nr. 7.1.6 Kriterien psychosozialer Gesundheit
- Arbeitsblatt Nr. 7.1.7 Grundprinzipien der Gesundheitsförderung

Namen-Cluster

Zur eigenen Standortbestimmung werden die Teilnehmer gebeten, ein Namen-Cluster zu erstellen (▶ Kap. 6.4.1). Hierzu wird ein leeres Blatt an alle Teilnehmer verteilt. Die Anleitung für die Erstellung eines Namenclusters lautet:
- Schreiben Sie in die Mitte eines quer gelegten weißen Blattes Ihren Vornamen und kreisen Sie ihn ein. Ein leeres Blatt im Querformat macht den Horizont weiter und begünstigt das Assoziieren.
- Notieren Sie um diese Mitte herum in Stichworten alles, was Ihnen zu sich selbst einfällt. Gehen Sie dabei nicht logisch planend vor, sondern lassen Sie Ihren Einfällen unzensiert ihren freien Lauf.

Das Clustering ist eine Form von Brainstorming. Sinn dieser Übung ist die freie Assoziation. Darum sollten die Teilnehmer nicht länger als zehn Minuten für das Namen-Cluster verwenden, weil ansonsten ein strukturiertes Nachdenken erfolgt.

Das Namen-Cluster dient dazu, sich die Zeit zu nehmen, um sich bewusst auf die eigene Person zu konzentrieren. Wenn alle Teilnehmer ihr Cluster beendet haben, werden sie gebeten, zu unterstreichen, was jeder für besonders wichtig hält, und darauf zu achten, ob es etwas Erfreuliches oder Überraschendes gibt. Eine Besprechung des Clusters ist nicht zwingend notwendig, aber es sollte die Möglichkeit gegeben werden, Bemerkungen zur Erstellung des Clusters mitzuteilen.

Erstellen eines Elfchens

In einem nächsten Schritt werden die Teilnehmer gebeten, angeregt durch die Erarbeitung ihres Namen-Clusters, ein Elfchen zu erstellen (▶ Kap. 6.4.2). Die Anleitung dazu kann wie folgt lauten:

»Ein Elfchen ist ein kleines Gedicht. Es besteht nur aus fünf Zeilen. Schreiben Sie dieses Gedicht, indem Sie in die 1. Zeile 1 Wort, in die 2. Zeile 2 Wörter, in die 3. Zeile 3 Wörter, in die 4. Zeile 4 Wörter und in die 5. Zeile wieder 1 Wort schreiben.«

Bei der Formulierung des Elfchens können Begriffe oder Wörter aus dem Cluster, aber auch beliebige andere Wörter verwendet werden.

Hinweis für die Gruppenleiter

Für manche Patienten ist es befremdlich, sich auf die Aufforderung einzulassen, ein Elfchen zu schreiben. Entlastend kann es sein, darauf hinzuweisen, dass solche Übungen bereits in der Grundschule durchgeführt werden und dass es nicht schlimm ist, wenn das Gedicht weniger oder mehr Silben umfasst.

Arbeitsmaterialien:
- leeres Arbeitsblatt für Namen-Cluster
- Übungsblatt Nr. 7.1.1 Das Elfchen

Gelenkte Imagination: Ort des Wohlbefindens

Diese gelenkte Imagination soll zu einem entspannenden Abschluss der ersten Sitzung beitragen, nachdem die Teilnehmer eine Fülle von Informationen erhalten und neue Eindrücke gewonnen haben (▶ Kap. 6.4.5). In dieser Imaginationsübung wird die Vorstellung eines einfachen inneren Bildes angeregt, das sich als Einstiegsübung gut eignet, weil das Bild »ein Ort des Wohlbefindens« auch für ungeübte Teilnehmer leicht vorstellbar ist. Darüber hinaus ist es eine Übung, die in unterschiedlichsten Lebenssituationen dazu beitragen kann, Angespanntheit zu reduzieren und ein Gefühl der Sicherheit und des Wohlfühlens hervorzurufen. Nach unserer Erfahrung sollte man das Bild individuell nachwirken lassen. Daher ist eine Nachbesprechung der gelenkten Imagination aus unserer Sicht nicht erforderlich.

Arbeitsmaterialien:
- Arbeitsblatt Nr. 7.1.8 Gelenkte Imagination – Ort des Wohlbefindens

Abschluss der Sitzung

Wie im Kapitel 6.3.3 erläutert, kann die Sitzung abgeschlossen werden, indem die Teilnehmer noch etwas zu ihrem Befinden sagen können; eine ausführliche Befindlichkeitsrunde findet jedoch nicht statt.

Arbeitsmaterialien

Sitzung 1

Thema: Gesundheitsförderung bei Krebs

Arbeitsblatt Nr. 7.1.1:
Übersicht der thematischen Sitzungen des Gesamtprogramms

Übersicht der thematischen Sitzungen des Gesamtprogramms

Sitzung 1	Gesundheitsförderung bei Krebs
Sitzung 2	Krankheit und Stress
Sitzung 3	Krankheitsverarbeitung und Gesundheitskompetenz
Sitzung 4	Subjektive Bedürfnisse und personale Ressourcen
Sitzung 5	Umgang mit belastenden Gefühlen
Sitzung 6	Kontakt zu nahestehenden Personen
Sitzung 7	Gespräche mit Ärzten und anderen professionellen Helfern
Sitzung 8	Belastungen und Bewältigung in Beruf und Alltag

Arbeitsblatt Nr. 7.1.2: Gesundheitsdefinition I

Gesundheit I

»Gesundheit ist ein Zustand völligen physischen, geistigen und sozialen Wohlbefindens und nicht nur die Abwesenheit von Krankheit und Gebrechen.«
(s. auch Mau & Schöneck 2013; WHO 1978)

Arbeitsblatt Nr. 7.1.3:
Gesundheitsdefinition II

Gesundheit II

»Gesundheit ist nicht die Abwesenheit von Störungen, sondern die Kraft, mit ihnen zu leben.«

(Rössler 1977, S. 73)

Arbeitsblatt Nr. 7.1.4: Pathogenese vs. Salutogenese

Pathogenese vs. Salutogenese

Was bedingt Krankheit?	Was erhält Gesundheit?
• Gesundheit ist Normalzustand • Suche nach Risikofaktoren **Diagnose:** objektive Klassifikation von Symptomen	• Gesundheit und Krankheit liegen auf einem Kontinuum • Suche nach Schutzfaktoren **Diagnose:** Subjektive Krankengeschichte
Therapie: physikalische, chemische, chirurgische Maßnahmen zur Minimierung und Behebung der Schäden	**Therapie:** Förderung der Selbstheilungskräfte
Forschung: Identifikation von Krankheitsursachen	**Forschung:** Identifikation von gesundheitsfördernden Faktoren
Somatische Ebene: biologische Schädigung	**Somatische Ebene:** zelluläre Reparatur- und Schutzmechanismen

Arbeitsblatt Nr. 7.1.5: Salutogenese in der Onkologie

Salutogenese in der Onkologie – Therapeutische Zielsetzungen

- Stärkung des Selbsthilfepotenzials (Selbstkontrolle, Selbstverantwortung)
- Ermutigung zu offenem Ausdruck von Gefühlen, insbesondere von Angst, Wut und anderen sogenannten negativen Gefühlen
- Reduktion von Angst, Depression, Hilf- und Hoffnungslosigkeit
- Verbesserung des Selbstwertgefühls und der mentalen Einstellung zur Krebserkrankung
- Förderung der verbleibenden Gesundheit und personaler Ressourcen
- Verbesserung der Kommunikation zwischen Patienten, Partnern und Angehörigen

Arbeitsblatt Nr. 7.1.6: Kriterien psychosozialer Gesundheit

Kriterien psychosozialer Gesundheit

- Positives Selbstbild
- Handlungsfähigkeit
- Fähigkeit der Bewältigung von inneren und äußeren Lebensbedingungen
- Die Lebensbedingungen mit den eigenen Wünschen und Bedürfnissen in Einklang bringen

Arbeitsblatt Nr. 7.1.7: Grundprinzipien der Gesundheitsförderung

Grundprinzipien der Gesundheitsförderung

- Information und Wissen
- Bewusstsein und Sensibilisierung
- Hinterfragen eigener Einstellung
- Vermittlung der Selbstverantwortung für die Gesundheit
- Motivation zur Veränderung von Verhalten

Übungsblatt Nr. 7.1.1: Das Elfchen

Das Elfchen

Das Elfchen ist eine moderne literarische Kurzform. Es besteht aus elf Wörtern, die sich wie folgt auf fünf Zeilen verteilen:

1. Zeile: ein Wort
2. Zeile: zwei Wörter
3. Zeile: drei Wörter
4. Zeile: vier Wörter
5. Zeile: ein Wort

Arbeitsblatt Nr. 7.1.8:
Gelenkte Imagination – Ort des Wohlbefindens

Gelenkte Imagination: Ort des Wohlbefindens

Finden Sie eine Position im Liegen oder Sitzen, in der Sie sich wohlfühlen. Prüfen Sie, ob Sie es bequem haben … Wenn Sie mögen, können Sie die Augen schließen …
Achten Sie auf Geräusche, die Sie wahrnehmen …
Richten Sie dann Ihre Aufmerksamkeit und Wahrnehmung ganz auf Ihren Körper …
Nehmen Sie zunächst Ihren Körper als Ganzes wahr, achten Sie darauf, wie Sie gerade daliegen oder sitzen … Achten Sie auf Ihre Atmung, auf den Wechsel zwischen Ein- und wieder Ausatmen … Einfach wahrnehmen, so wie es im Moment ist … Sie brauchen nichts zu verändern …
Richten Sie Ihre Aufmerksamkeit nun auf Ihre Füße …
Wandern Sie nun mit Ihrer Aufmerksamkeit zu Ihren Beinen … Spüren Sie, wie Ihre Beine daliegen … wo Sie Kontakt zur Unterlage haben …
Kommen Sie dann mit Ihrer Aufmerksamkeit zu Ihrem Rücken … Spüren Sie, wo Sie mit Ihrem Rücken Kontakt zur Unterlage oder zur Lehne vom Stuhl haben. Einfach wahrnehmen …
Wandern Sie dann mit Ihrer Aufmerksamkeit zu Ihrem Bauch. Spüren Sie, wie sich ihre Bauchdecke bei jedem Einatmen ein wenig hebt … und beim Ausatmen wieder senkt … Vielleicht können Sie bei jedem Ausatmen ein wenig mehr loslassen …
Lenken Sie Ihre Aufmerksamkeit dann zu Ihren Händen und Armen … Spüren Sie, wie Ihre Hände und Ihre Arme daliegen …
Und nun Ihre Schultern … Spüren Sie, wie sich Ihre Schultern gerade anfühlen …
Wandern Sie mit Ihrer Wahrnehmung dann weiter zu Ihrem Nacken und zu Ihrem Hinterkopf … Spüren Sie, an welchen Stellen Ihr Nacken – oder auch Ihr Kopf – gestützt wird …
Achten Sie auf Ihr Gesicht … Wie fühlt sich Ihre Stirn im Moment an … und wie die Augen? …
Wie ist es mit Ihrem Mund und dem Kiefer? Und wenn Gedanken kommen, lassen Sie sie kommen und gehen, so wie Wolken am Himmel kommen und weiterziehen …
Ich lade Sie ein, sich einen Ort vorzustellen, an dem Sie sich wohlfühlen und an dem Sie sich gut entspannen und erholen können …
Es kann ein Ort sein, an dem Sie schon gewesen sind … oder ein Ort aus Ihrer Fantasie …
Möglicherweise tauchen mehrere Orte in Ihrer Vorstellung auf … Lassen Sie sich Zeit, um einen Ort auszuwählen …
Wenn Sie Ihren Ort des Wohlbefindens gefunden haben, dann stellen Sie ihn sich so genau wie möglich vor, mit all seinen Eigenschaften und mit all dem, was zu Ihrem Wohlbefinden beiträgt …
Wie sieht es an Ihrem Ort des Wohlbefindens aus, wenn Sie sich aufmerksam umschauen? …
Achten Sie auf die Farben … auf die Geräusche … und auf die Gerüche … Vielleicht fallen Ihnen Besonderheiten an Ihrem Ort auf …
Wenn Sie mögen, dann können Sie in Ihrer Vorstellung Veränderungen vornehmen, bis Sie sich rundum wohl und geborgen fühlen …
Lassen Sie alle Bilder zu, die kommen … Lassen Sie alles geschehen und schauen Sie sich in aller Ruhe um, an diesem Ort, wo Sie sich entspannen können und wo Sie sich geborgen fühlen …

Lassen Sie die Einzelheiten, die Besonderheiten dieses Ortes immer deutlicher in sich werden … die angenehmen Gefühle, die Sie mit diesem Ort verbinden … die Ruhe und die Entspannung …
Nehmen Sie von der Ruhe Ihres Ortes so viel wie nur möglich in sich auf …
Dies ist Ihr Ort der Ruhe und des Wohlbefindens … hier können Sie neue Lebensenergie und Kraft aufnehmen …
Genießen Sie das Wohlbefinden und die Ruhe … und lassen Sie sich dabei Zeit …
Und dann, bevor Sie sich wieder von Ihrem Ort verabschieden, machen Sie sich bewusst, dass Sie jederzeit in Ihrer Vorstellung wieder an Ihren Ort des Wohlbefindens zurückkehren können …
Bereiten Sie sich nun, ganz langsam, darauf vor, diese Übung zu beenden …
Atmen Sie tief durch und beginnen Sie, sich ganz langsam wieder ein wenig zu bewegen … zunächst die Finger … dann die Füße … nehmen Sie Ihre Arme und Beine dazu … strecken und recken Sie sich … und öffnen Sie die Augen.

(in Anlehnung an Hartmann 1991, S. 251 ff.)

7.2 Sitzung 2: Krankheit und Stress

7.2.1 Thematischer Hintergrund

Mit einer Krebserkrankung und deren Behandlung sind vielfältige Belastungen verbunden, welche die Patienten als Stress erleben (▶ Kap. 2.3) und mit denen sie lernen müssen, umzugehen. Stress ist eines der am häufigsten genannten Themen in psychoonkologischen Gesprächen, wobei dieses Thema sich in verschiedener Hinsicht zeigen kann. Viele Patienten machen sich Gedanken darüber, inwieweit zu viel Stress in ihrem Alltag zur Entstehung der Erkrankung beigetragen hat. Darüber hinaus befürchten sie, dass Stress den weiteren Verlauf der Erkrankung negativ beeinflussen und zu einer Wiedererkrankung beitragen könnte. Wie in Kapitel 2.3 dargelegt wurde, besteht in der aktuellen wissenschaftlichen Diskussion ein weitgehender Konsens darüber, dass Stress nicht kausal mit der Genese oder dem Verlauf einer Tumorerkrankung in Verbindung gebracht werden kann, allerdings sind auch in dieser Diskussion noch etliche Fragen offen. Daher beschäftigt das Thema viele Betroffene und sie müssen lernen, mit den Belastungen und ihrem Stresserleben umzugehen. Vor diesem Hintergrund benötigen sie einerseits Informationen über die komplexen Zusammenhänge von Belastungen, Stresserleben und körperlich-seelischem Wohlbefinden, andererseits auch Hilfestellungen für den Umgang mit den als Stress erlebten Belastungen.

7.2.2 Zielsetzung

Zielsetzung der Sitzung ist die Information über den Zusammenhang zwischen Stress und seelisch-körperlichem Wohlbefinden. Vermittelt werden die Voraussetzungen zur Reflexion der eigenen Lebenssituation sowie der Umgang mit belastenden Lebenssituationen. Gefördert wird dabei das Bewusstsein für individuelle stressauslösende Faktoren sowie eigene ungünstige Reaktionsmuster. Hierbei wird die Identifikation individueller Stressfaktoren gefördert, um zusätzliche Belastungen minimieren oder vermeiden zu können und die Energien für gesundheitsfördernde Aktivitäten einzusetzen. Auf dieser Basis werden konstruktive Denk- und Verhaltensalternativen erarbeitet, die ggf. auch erprobt werden können.

7.2.3 Sitzung 2 im tabellarischen Überblick

Programmelemente (ungefähre Zeitdauer)	Arbeitsmaterialien
Eingangsrunde zur aktuellen Befindlichkeit (ca. 10 Min.)	
Einführung in den thematischen Hintergrund der Sitzung (15 Min.)	• Basisinformationen zur Sitzung • Arbeitsblatt Nr. 7.2.1: Stress • Übungsblatt Nr. 7.2.1: Auslöser, Bewertung, Stressreaktion • Arbeitsblatt Nr. 7.2.2: Hilfreiche Strategien
Erstellen eines Clusters zum Thema Stress (40 Min.)	• Übungsblatt Nr. 7.2.2: Stress-Cluster • Analyse einer erlebten Stresssituation
Erarbeitung von günstigen Denk- und Verhaltensmustern (20 Min.)	• Rollenspiel • Arbeitsblatt Nr. 7.2.3: Strategien der kognitiven Umstrukturierung
Hausaufgabe (5 Min.)	• Übungsblatt Nr. 7.2.3: Liste der »Dinge«, die guttun • Arbeitsblatt Nr. 7.2.4: Vergnügungen
Durchführung der gelenkten Imagination (15–20 Min.)	• Arbeitsblatt Nr. 7.2.5:Gelenkte Imagination – Lebensfreude
Abschluss der Sitzung (5 Min.)	

7.2.4 Inhaltlicher Ablauf

Eingangsrunde zur aktuellen Befindlichkeit

Die Eingangsrunde orientiert sich an den Hinweisen, wie sie im Kapitel 6.3.1 beschrieben wurden, und sollte nicht mehr als 15 Minuten in Anspruch nehmen. Der Vorschlag, sich für die Erläuterung der eigenen Befindlichkeit einer Metapher zu bedienen, kann mit einer Aufforderung verknüpft werden, die Wahl für eine bestimmte Metapher kurz zu erläutern. Der Gruppenleiter sollte jedoch darauf achten, dass der Einzelne nicht zu viel Zeit für die Ausführungen in Anspruch nimmt und die Eingangsrunde möglichst konzentriert ablaufen kann. Hilfreich kann hier z. B. der folgende Hinweis sein: »Bitte geben Sie uns eine kurze Erläuterung zu Ihrer Wahl des Bildes, möglichst nicht mehr als drei Sätze«.

Hintergrundinformationen zur Sitzung

Anhand der Arbeitsmaterialien erfolgt eine kurze Einführung in die Thematik der Sitzung. Ausgangspunkt ist hierbei, dass der Begriff »Stress« sehr umfassend in der Alltagssprache verwendet wird und insbesondere Krebspatienten ihren Fokus sehr häufig auf ihn richten Es wird den Teilnehmern das Phänomen Stress erläutert (► Kap. 2.3). Besonders wichtig ist es, auf die Unterscheidung zwischen Stressauslöser oder Stressor und der Reaktion auf die erlebten Belastungen (Stressreaktion) einzugehen. Hierbei sollten auch die Wechselwirkungen zwischen körperlichen und seelischen Prozessen verdeutlicht werden. Als wichtigste Botschaft wird vermittelt, dass in dem gesamten Geschehen die eigene Bewertung der Situationen eine zentrale Funktion einnimmt. Die subjektive Bedeutung steuert, in welchem Umfang die Belastungssituation als stressauslösend eingeschätzt wird, und bestimmt die Intensität der Stressreaktion. Je nach subjektiver Einschätzung und Bewertung können Reaktionen auf der körperlichen, der kognitiv-emotionalen und auf der Verhaltensebene erfolgen. Ebenso wichtig ist es aufzuzeigen, dass Stress per se nicht nur als negativ erlebt werden muss, sondern auch als Herausforderung zur Bewältigung der anstehenden Probleme angesehen werden kann, was dem Einzelnen neue Handlungs- und Reaktionsmöglichkeiten eröffnet.

Arbeitsmaterialien:
- Arbeitsblatt Nr. 7.2.1 Stress
- Übungsblatt Nr. 7.2.1 Auslöser, Bewertung, Stressreaktion
- Arbeitsblatt Nr. 7.2.2 Hilfreiche Strategien

Cluster zum Thema Stress

Die Teilnehmer werden gebeten, in Form eines Namen-Clusters möglichst spontan und assoziativ all das aufzuschreiben, was ihnen in diesem Moment zum Thema Stress einfällt. Hierzu benutzen sie ein leeres Blatt im Querformat, wie schon in Sitzung 1 beschrieben (► Kap. 6.4.1 zur Clustertechnik), und schreiben in die Mitte des Blattes den Begriff »Stress«. Bei diesem Cluster geht es nicht um eine Unterscheidung von stressauslösenden Faktoren oder Stressreaktionen, sondern um eine Sammlung dessen, was die Teilnehmer in ihrem Alltag mit Stress in Zusammenhang bringen.

Zur anschließenden Bearbeitung des Clusters werden den Teilnehmern als Instruktion die zwei folgenden Fragen gestellt:
1. »Was ist aktuell für Sie das Wichtigste? Entscheiden Sie das möglichst intuitiv. Wenn Sie länger darüber nachdenken, wird die Antwort schwieriger.«
2. »Steht da auch etwas, was Ihnen gut gefällt? Auch das entscheiden Sie bitte spontan und intuitiv.«

Es erfolgt ergänzend noch der Hinweis, dass die Teilnehmer beide Aspekte im Cluster unterstreichen können.

In der Nachbesprechung des Clusters werden die Teilnehmer gebeten, anhand ihres Clusters und der Heranziehung der Arbeitsblätter 7.2.1 und 7.2.2 sowie des Übungsblatts 7.2.1, die sie zuvor bekommen haben, eine typische Situation zu identifizieren und Bedingungszusammenhänge zwischen dem jeweiligen Stressor und der Stressreaktion zu erarbeiten. Exemplarisch werden in der Gruppe einzelne individuelle Situationen besprochen.

Hinweis für die Gruppenleiter

Anders als in den übrigen Sitzungen hat es sich als sinnvoll erwiesen, das Phänomen Stress und seine wesentlichen Begrifflichkeiten mit den Teilnehmern in der Besprechung ihrer Cluster unter Zuhilfenahme der Arbeitsmaterialien gemeinsam zu erarbeiten und nicht als erläuternde Theorieeinheit vorab zu behandeln.

Arbeitsmaterialien:
- Übungsblatt Nr. 7.2.1 Auslöser, Bewertung, Stressreaktion
- Übungsblatt Nr. 7.2.2 Stress-Cluster
- Arbeitsblatt Nr. 7.2.1 Stress
- Arbeitsblatt Nr. 7.2.2 Hilfreiche Strategien

Erarbeitung von günstigen Denk- und Verhaltensmustern

Angesichts dessen, dass Bewertungen eine so große Rolle bei der Einschätzung von Stress einnehmen, liegt hier ein wichtiger Ansatzpunkt in der Veränderung von Denk- und Verhaltensmustern. Dabei kann die aus der kognitiv-behavioralen Therapie bekannte Technik der kognitiven Umstrukturierung eine wichtige Strategie sein.

Die kognitive Umstrukturierung ist eine hilfreiche Methode, ungünstige Gedanken oder unerwünschtes Verhalten selbst korrigieren zu lernen. Man versteht darunter therapeutische Maßnahmen, die das Ziel haben, neue Erkenntnisse und Sichtweisen zu den als stressauslösend erlebten Situationen zu gewinnen, die bisherigen Denkmuster aufzulösen oder zu erweitern und schließlich in neuen Verhaltensweisen umzusetzen.

Die Teilnehmer bekommen das Arbeitsblatt 7.2.3, Strategien der kognitiven Umstrukturierung, mit der Instruktion, anhand ihrer konkreten Situationen eine hilfreiche Strategie auszuwählen und alternative Möglichkeiten des Verhaltens zu erarbeiten. Exemplarisch werden diese Situationen in der Gruppe besprochen. Gegebenenfalls können Situationen auch in kleinen Rollenspielsequenzen erprobt werden.

Arbeitsmaterialien:
- Arbeitsblatt Nr. 7.2.3 Strategien der kognitiven Umstrukturierung

Hinweis für die Gruppenleiter

Anders als in anderen Cluster-Aufgaben benennen die Teilnehmer bei der Frage, was ihnen in ihrer aktuellen Lebenssituation am meisten Stress verursacht, häufig nur eine Situation oder wenige ausgewählte Bereiche. Im Vordergrund stehen oftmals Themen wie:

- Erwartungen aus dem sozialen Umfeld, die sie nicht erfüllen können oder möchten (z. B. nach Beendigung der Therapie oder der Reha wieder die »Alte« zu sein)
- berufliche Anforderungen
- körperliche Leistungsfähigkeit
- problematische Beziehungen zu Familienangehörigen, die oft schon vor der Erkrankung bestanden
- krankheitsbezogene Ängste

Wenn das letztgenannte Thema »Ängste« angesprochen wird, kann man auf die Sitzung 5 (»Umgang mit belastenden Gefühlen«) hinweisen, in der das Thema Angst vertieft wird. Damit können die Ausführungen der Teilnehmer begrenzt und Zeit eingespart werden.

Hausaufgabe

Hausaufgaben werden zum ersten Mal in der zweiten Sitzung gestellt. Die Bedeutung dieses Elements im Rahmen unseres Psychoedukationsprogramms wurde in Kapitel 6.4.4 erläutert.

Als Hausaufgabe in dieser Sitzung wird den Teilnehmern eine Liste übergeben (Übungsblatt 7.2.3 Liste der »Dinge«, die guttun) und sie werden gebeten, diese Liste zu Hause auszufüllen. Es ist hierbei hilfreich, die Teilnehmer darauf hinzuweisen, dass sich die Freude spendenden Aktivitäten oder Situationen vielleicht im Zuge der Erkrankung verändert haben. Weniger hilfreich ist eine Rückschau auf die Aktivitäten, die im Moment nicht realisierbar sind, wie z. B. bisher gewohnte sportliche Leistungen zu erbringen oder eine bestimmte Urlaubsgestaltung. Möglicherweise können Aktivitäten, zu denen die Teilnehmer früher nie Zeit hatten, mehr in den Vordergrund treten, wie das Spielen oder Erlernen eines Musikinstruments oder andere kreative Aktivitäten. Auch sollten die Teilnehmer vermehrt darauf achten, das eigene Wohlbefinden nicht von den Bedürfnissen und Wünschen anderer Menschen abhängig zu machen. Als Anregung für die Erledigung der Hausaufgabe kann das Gedicht »Vergnügungen« von Bertolt Brecht (Arbeitsblatt 7.2.4) hilfreich sein. Sinn und Zweck dieser Hausaufgabe ist es, den Blick auf das Erfreuliche und Angenehme im Leben zu richten, um einer Fixierung auf die Probleme sowie der Problemtrance entgegenzuwirken.

Arbeitsmaterialien:

- Übungsblatt Nr. 7.2.3 Liste der »Dinge«, die guttun
- Arbeitsblatt Nr. 7.2.4 Vergnügungen

Gelenkte Imagination: Lebensfreude

Da Tumorpatienten sehr häufig gefangen sind im Erleben ihrer Defizite, soll eine gelenkte Imagination anregen, den Blick auch auf diejenigen Aspekte ihres Lebens zu richten, die trotz und mit der Erkrankung Freude und Wohlbefinden beinhalten (▸ Kap. 6.4.4). Über diese Übung können die Teilnehmer wieder Zugang zu ihren Ressourcen finden.

Arbeitsmaterialien:
- Arbeitsblatt Nr. 7.2.5 Gelenkte Imagination – Lebensfreude

Abschluss der Sitzung

Wie bereits in Sitzung 1 (Abschn. 7.1.4) erläutert, werden weder eine Nachbesprechung der gelenkten Imagination noch eine Befindlichkeitsrunde am Ende durchgeführt; aber natürlich haben die Teilnehmer die Möglichkeit, hier noch zu äußern, was ihnen wichtig ist.

Arbeitsmaterialien

Sitzung 2
Thema: Krankheit und Stress

Arbeitsblatt Nr. 7.2.1:
Stress

Stress – Was ist das eigentlich?

Wenn man von Stress spricht, meint man oft zweierlei: zum einen die Stressauslöser oder Stressoren, zum anderen wie wir auf diese reagieren, die Stressreaktion. Dabei kann jeder Stressauslöser zu einer Stressreaktion und entsprechenden Symptomen führen. Was als Stress empfunden wird, ist von Person zu Person sehr unterschiedlich. Es ist also nicht der Auslöser allein, der Stress bedingt, sondern auch dessen persönliche Bewertung.

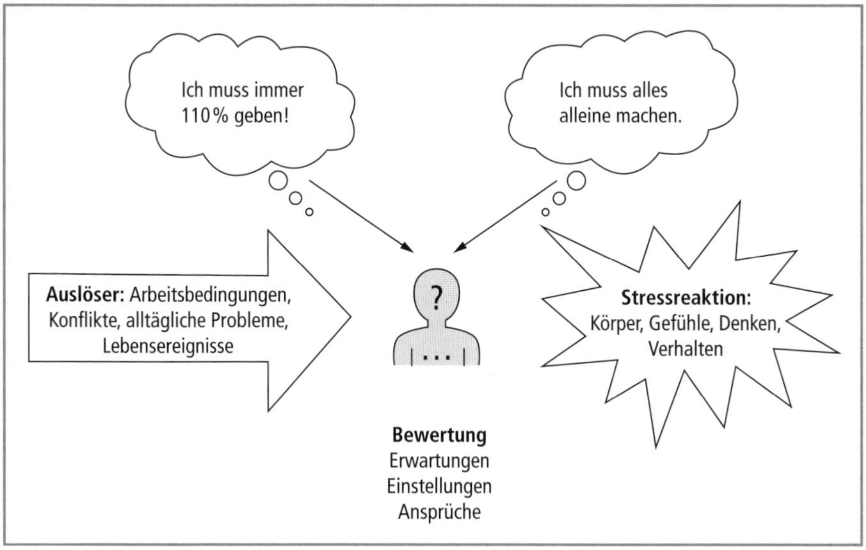

Übungsblatt Nr. 7.2.1: Auslöser, Bewertung, Stressreaktion

Auslöser, Bewertung, Stressreaktion

Im Zuge Ihrer Erkrankung waren und sind Sie mit belastenden Situationen konfrontiert. Um positive, entlastende Veränderungen vornehmen zu können, hilft es, einen genauen Blick auf die Belastungen zu werfen. Reflektieren Sie hierzu eine belastende Situation in der Rückblende der letzten Woche (oder auch eines längeren Zeitraums). Denken Sie nochmals an die Situation zurück.

Unterscheiden Sie nun, was Stressor/Auslöser, Bewertung und Stressreaktion waren. Anschließend versuchen Sie positive Einflussmöglichkeiten zu finden.

Was war der Stressor/Auslöser für die Situation?	Was waren meine Gedanken?	Was war die Stressreaktion?	Welche Einflussmöglichkeiten sehe ich jetzt?

Arbeitsblatt Nr. 7.2.2: Hilfreiche Strategien

Hilfreiche Strategien

Einige hilfreiche Strategien zur Bewältigung von Stress, die am Stressauslöser, der Stressreaktion oder der Bewertung ansetzen, sind nachfolgend aufgeführt.

Ursachen angehen	Ausgleich schaffen	Einstellungen überdenken
Positive Gedanken	Entspannungsverfahren lernen und anwenden	eigene Ansprüche an sich und andere prüfen
Tagesabläufe verändern	ausgleichende Aktivitäten (z. B. Sport, Treffen mit Freunden …)	Unterstützung von anderen annehmen
Klärende Gespräche Probleme lösen		

Übungsblatt Nr. 7.2.2: Stress-Cluster

Stress-Cluster

Notieren Sie alles, was Ihnen einfällt, wenn Sie in Ihrer aktuellen Lebenssituation an Stress denken.

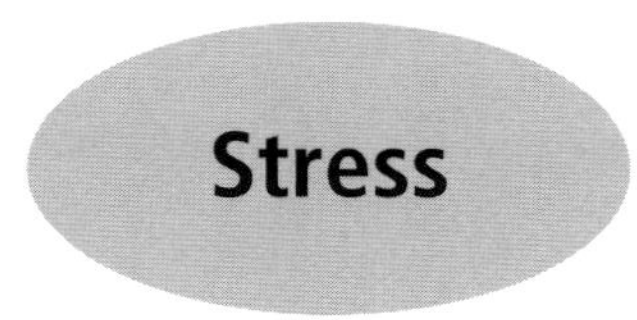

Arbeitsblatt Nr. 7.2.3: Strategien der kognitiven Umstrukturierung

Strategien der kognitiven Umstrukturierung

- **Suche und Erkennen von gedanklichen Ablenkungen**
  Beispiel: Bewusste Unterbrechung der belastenden Gedanken und bewusste Konzentration auf Fantasiereisen, Ruhebilder, Gedankenspiele
- **Realitätsüberprüfung**
  Beispiel: Ich habe Angst vor einem möglichen Rezidiv.

Ein Rezidiv ist nur eine Möglichkeit des Krankheitsverlaufs – welche anderen Möglichkeiten sind auch noch realistisch?

- **Suche nach anderen Sichtweisen**
  Beispiel: Ich belaste mit meiner Erkrankung nur meinen Partner.

Vielleicht kann durch die gemeinsame Auseinandersetzung mit der Erkrankung auch die Bindung in der Partnerschaft intensiver werden.

- **Neubewertung**
  Beispiel: Durch meine Krebserkrankung bin ich kein vollwertiger Mensch mehr.

Den Blick auf die Körperfunktionen richten, die gesund und funktionstüchtig sind.

- **Versachlichung, persönlich hilfreiche Betrachtungsweise**
  Beispiel: Angst vor der Panik während einer Kernspin-Untersuchung

Frage danach, was schlimmstenfalls passieren könnte, wenn Panik empfunden würde, und welche konkreten Hilfestellungen möglich sind, sei es in der Paniksituation, sei es, um der Panik vorzubeugen.

- **Abwägen von Vor- und Nachteilen, positiven und negativen Aspekten**
  Beispiel: Entscheidung für eine bestimmte Behandlungsmethode

Übungsblatt Nr. 7.2.3:
Liste der »Dinge«, die guttun

Liste der »Dinge«, die Ihnen guttun

Schreiben Sie Dinge auf, die Ihnen Spaß und Freude machen. Schreiben Sie auch Dinge auf, die Sie gerne einmal tun würden, bisher aber noch nicht getan haben. Haben Sie Mut zum Träumen! Sich Gutes zu tun muss nicht viel Geld kosten! Die Liste können Sie zur Hilfe nehmen, wenn Sie sich einmal schlecht fühlen, um herauszufinden, was Ihnen guttun würde. Sorgen Sie aber auch dafür, genügend Zeit für diese Aktivitäten regelhaft in Ihren Tagesablauf einzuplanen.

- __________
- __________
- __________
- __________
- __________
- __________
- __________

Arbeitsblatt Nr. 7.2.4: Vergnügungen

Vergnügungen

Der erste Blick aus dem Fenster am Morgen
Das wieder gefundene alte Buch
Begeisterte Gesichter
Schnee, der Wechsel der Jahreszeiten
Die Zeitung
Der Hund
Die Dialektik
Duschen, Schwimmen
Alte Musik
Bequeme Schuhe
Begreifen
Neue Musik
Schreiben, Pflanzen
Reisen
Singen
Freundlich sein.

Bertolt Brecht (1998, S. 164)

Arbeitsblatt Nr. 7.2.5: Gelenke Imagination – Lebensfreude

Gelenkte Imagination: Lebensfreude

Finden Sie eine Position im Liegen oder Sitzen, in der Sie sich wohlfühlen. Prüfen Sie, ob Sie es bequem haben … Wenn Sie mögen, können Sie die Augen schließen …
Achten Sie auf Geräusche, die Sie wahrnehmen …
Richten Sie dann Ihre Aufmerksamkeit und Wahrnehmung ganz auf Ihren Körper …
Nehmen Sie zunächst Ihren Körper als Ganzes wahr, achten Sie darauf, wie Sie gerade daliegen oder sitzen … Achten Sie auf Ihre Atmung, auf den Wechsel zwischen Ein- und wieder Ausatmen … Einfach wahrnehmen, so wie es im Moment ist … Sie brauchen nichts zu verändern …
Richten Sie Ihre Aufmerksamkeit nun auf Ihre Füße …
Wandern Sie nun mit Ihrer Aufmerksamkeit zu Ihren Beinen … Spüren Sie, wie Ihre Beine daliegen … wo Sie Kontakt zur Unterlage haben …
Kommen Sie dann mit Ihrer Aufmerksamkeit zu Ihrem Rücken … Spüren Sie, wo Sie mit Ihrem Rücken Kontakt zur Unterlage oder zur Lehne vom Stuhl haben. Einfach wahrnehmen …
Wandern Sie dann mit Ihrer Aufmerksamkeit zu Ihrem Bauch. Spüren Sie, wie sich ihre Bauchdecke bei jedem Einatmen ein wenig hebt … und beim Ausatmen wieder senkt … Vielleicht können Sie bei jedem Ausatmen ein wenig mehr loslassen …
Lenken Sie Ihre Aufmerksamkeit dann zu Ihren Händen und Armen … Spüren Sie, wie Ihre Hände und Ihre Arme daliegen …
Und nun Ihre Schultern … Spüren Sie, wie sich Ihre Schultern gerade anfühlen …
Wandern Sie mit Ihrer Wahrnehmung dann weiter zu Ihrem Nacken und zu Ihrem Hinterkopf … Spüren Sie, an welchen Stellen Ihr Nacken – oder auch Ihr Kopf – gestützt wird …
Achten Sie auf Ihr Gesicht … Wie fühlt sich Ihre Stirn im Moment an … und wie die Augen? … Wie ist es mit Ihrem Mund und dem Kiefer? Und wenn Gedanken kommen, lassen Sie sie kommen und gehen, so wie Wolken am Himmel kommen und weiterziehen …
Lassen Sie nun Bilder oder Vorstellungen von Lebensfreude in Ihrem Inneren auftauchen und genießen Sie die Gefühle, die sich dabei einstellen …
Lassen Sie sich Zeit bei dieser Vorstellung.
Vergegenwärtigen Sie sich Situationen aus Ihrem Alltag, in denen Sie Ihre Lebensfreude deutlich spüren.
Sind es Situationen aus Ihrem privaten Umfeld oder eher aus Ihrem beruflichen Umfeld?
Stellen Sie sich die Situationen so intensiv wie möglich vor, mit allen Aspekten, die dazu beigetragen haben, dass Sie Ihre Lebensfreude so stark empfunden haben …
Versuchen Sie, sich Ihre Gefühle der Lebensfreude so intensiv wie möglich zu vergegenwärtigen und genießen Sie Ihre Empfindungen.
Nehmen Sie sich vor, Ihre Vorstellungen von Lebensfreude immer wieder vor Ihr inneres Auge zu rufen, auch in Situationen, in denen Sie vielleicht niedergeschlagen oder traurig sind.
Bereiten Sie sich nun allmählich darauf vor, diese Übung bald zu beenden.
Und nun beenden Sie die Übung in der folgenden Reihenfolge: bei geschlossenen Augen zunächst die Hände mehrere Male kräftig zu Fäusten ballen und wieder öffnen, tief atmen und bei geschlossenen Augen dann Arme und Beine kräftig bewegen, sodass die Muskulatur richtig angestrengt wird. Tief durchatmen, recken, dehnen und strecken und ganz zum Schluss die Augen weit öffnen.

(in Anlehnung an Beitel & Niesel 1996, S. 61 f.)

7.3 Sitzung 3: Krankheitsverarbeitung und Gesundheitskompetenz

7.3.1 Thematischer Hintergrund

Die Krankheitsverarbeitung ist eine der größten Herausforderungen für die Patienten. Bereits mit dem ersten Diagnoseverdacht entstehen Belastungen und emotionale Verunsicherung, mit denen die Patienten lernen müssen umzugehen. Über den gesamten Verlauf der Erkrankung und Behandlung suchen Patienten nach Unterstützung und Strategien, wie sie die kurzfristigen oder lang andauernden Belastungen durch die Erkrankung und die invasiven Therapien erfolgreich bewältigen und aktiv zu ihrer Genesung beitragen können. Sie erleben, in welchem Umfang sich die Erkrankung auf die unterschiedlichen Lebensbereiche auswirkt, und sehen sich mit einer komplett veränderten Lebenssituation konfrontiert, die sich in Abhängigkeit ihres Gesundheitszustands wie auch infolge der Auswirkungen auf ihr familiäres und soziales System im Verlauf der Krankheits- und auch Genesungsphase immer wieder verändern kann. Jeder Mensch erlebt und verarbeitet Krankheit und Behandlung auf seine eigene Weise mit dem Ziel, emotionale Stabilität wiederzuerlangen und zu bewahren (► Kap. 4.1). Wenngleich es keinen einheitlichen und für alle gleich empfehlenswerten Königsweg gibt, haben sich einzelne Strategien als mehr oder weniger hilfreich erwiesen. Entsprechend zahlreicher Studienergebnisse sind es die aktiven und problemzentrierten Verarbeitungsstrategien, die die individuelle Lebensqualität am ehesten verbessern und den Patienten helfen. Manchen Patienten hilft es, ihre Einstellung und Bewertung der Krankheit zu verändern und Prioritäten in ihrem Leben neu zu setzen, andere wiederum erfahren Entlastung durch Ausdruck von starken Gefühlen wie Wut, Angst oder Traurigkeit oder suchen aktiv nach Information, widmen sich intensiver ihren Hobbys und lenken sich ab. Als weniger hilfreiche Strategien werden oft der Rückzug, die soziale Isolation oder erlebte Hilflosigkeit und Hoffnungslosigkeit betrachtet (► Kap. 4.2). Eine Gefahr besteht darin, dass wohlgemeinte Empfehlungen, z. B. bestimmte Strategien oder Einstellungen wie Kampfgeist zu zeigen, viele Patienten überfordern und ihnen ein Gefühl des Versagens oder der Schuldzuweisung vermitteln, wenn sie eine solche kämpferische Grundhaltung nicht einnehmen können. Daher ist es wichtig, dass Patienten ihren eigenen Weg in der Krankheitsverarbeitung finden können. Hierbei benötigen sie jedoch in der Regel Unterstützung.

7.3.2 Zielsetzung

Durch die Informationen und praktischen Übungen in dieser Sitzung soll die Bedeutung der Krankheitsverarbeitung für die Anpassung an die neue Lebenssituation mit der Krebserkrankung verdeutlicht werden und mit dazu beitragen, dass die Patienten hilfreiche Verarbeitungsstrategien entwickeln können. Die Krankheitsverarbeitung umfasst individuelle Strategien der Verarbeitung und Anpassung an die krankheitsbedingten Veränderungen. Dabei haben neben den personellen Ressourcen Maßnahmen der Gesundheitsförderung einen wichtigen Stellenwert, die sich positiv auf den Prozess der Krankheitsverarbeitung auswirken können. Zielsetzung ist die Erarbeitung konkreter Verarbeitungsstrategien, um mehr Selbstvertrauen und eine positive Grundhaltung aufzubauen, um die eigene Kompetenz im Umgang mit der Erkrankung zu stärken und so auf die eigene Befindlichkeit und Lebenssituation aktiv Einfluss zu nehmen.

7.3.3 Sitzung 3 im tabellarischen Überblick

Programmelemente (ungefähre Zeitangaben)	Arbeitsmaterialien
Eingangsrunde zur aktuellen Befindlichkeit (5 Min.)	
Besprechung der Hausaufgabe Sitzung 2 (10 Min.)	• Übungsblatt Nr. 7.2.3: Liste der »Dinge«, die guttun
Einführung in den thematischen Hintergrund (15 Min.)	• Arbeitsblatt Nr. 7.3.1: Definition von Krankheitsverarbeitung • Arbeitsblatt Nr. 7.3.2: Charakteristik der Krankheitsverarbeitung • Arbeitsblatt Nr. 7.3.3: Ziele der Krankheitsverarbeitung • Arbeitsblatt Nr. 7.3.4: Hilfreiche und weniger hilfreiche Verarbeitungsstrategien
Gelenkte Imagination (15 Min.) Malen eines Bildes (15 Min.) Besprechen der Bilder (25 Min.)	• Arbeitsblatt Nr. 7.3.5: Gelenkte Imagination – Entwicklung freundschaftlicher Gefühle dem eigenen Körper gegenüber • Zeichenblöcke und Wachsmalstifte
Hausaufgabe (15 Min.)	• Arbeitsblatt Nr. 7.3.6: Stufenweiser Gesundheitsplan • Übungsblatt Nr. 7.3.1: Gesundheitskreis • Arbeitsblatt Nr. 7.3.7: Beispiel eines Gesundheitskreises • Arbeitsblatt Nr. 7.3.8: Die fünf Freiheiten
Abschluss der Sitzung (5 Min.)	

7.3.4 Inhaltlicher Ablauf

Eingangsrunde zur aktuellen Befindlichkeit

Wie in Kapitel 6.3.1 beschrieben, ist eine kurze fokussierte Eingangsrunde hilfreich, um die aktuelle Stimmung der Teilnehmer zu erfassen.

Besprechung der Hausaufgabe

Bei der Besprechung der Hausaufgabe aus Sitzung 2, »Liste der Dinge, die Ihnen guttun«, sollte schon allein aus zeitlichen Gründen nicht alles im Detail vorgelesen werden, was aufgeschrieben wurde. Strukturierend können die folgenden Fragen sein:

- Was von dem, was Sie aufgeschrieben haben, praktizieren Sie bereits?
- Was können Sie von dem, was Sie aufgeschrieben haben und noch nicht praktizieren, kurz-, mittel- oder langfristig umsetzen?

Hinweis für die Gruppenleiter

Manche Teilnehmer benennen frühere Aktivitäten, die sie gerne wieder praktizieren würden, aber aus gesundheitlichen Gründen im Moment nicht können (Ski laufen, lange Fahrradtouren, größere Reisen). Damit der Fokus der Wahrnehmung nicht nur auf die Defizite gerichtet bleibt, sollte der Gruppenleiter die Teilnehmer unterstützen, dass sie in wertschätzender Weise ihre Aufmerksamkeit auf das richten, was derzeit möglich ist.
Es gibt immer wieder Teilnehmer, die kein Bedürfnis nach einer weitergehenden Besprechung haben und denen es genügt, sich mit der Erstellung der Liste beschäftigt zu haben. Dies sollte vom Gruppenleiter respektiert werden.

Arbeitsmaterialien:

- Übungsblatt Nr. 7.2.3 Liste der »Dinge«, die guttun

Hintergrundinformation zur Sitzung

Die Krankheitsverarbeitung ist eine der wichtigsten Aufgaben für die betroffenen Patienten. Mithilfe der beigefügten Arbeitsmaterialien sollte den Teilnehmern vermittelt werden, dass die Verarbeitung einer Krankheitssituation ein kontinuierlicher Prozess ist, in dem die Auseinandersetzung mit den Belastungen auf den Ebenen des Denkens, Fühlens und Handelns erfolgt und durch permanente Bewertungsprozesse begleitet wird. Verarbeitungsstrategien sind erlernbar und sollten ein möglichst breites Spektrum umfassen.

Bei den Verarbeitungsformen auf der emotionalen Ebene werden bewusste, aber auch unbewusste Strategien zusammengefasst. Bewusste emotionale Reaktionen wie emotionale Entlastung durch Weinen oder sonstigen Ausdruck von negativen Gefühlen gehören ebenso dazu wie unbewusste Abwehr- oder Verdrängungsprozesse. Diese sind nicht per se negativ, sondern können insbesondere in sehr belastungsintensiven Phasen wie der Diagnosemitteilung oder während intensiver Behandlung helfen, die Betroffenen vor Überforderung zu schützen. Die kognitiven Verarbeitungsstrategien beziehen sich auf das gesamte Spektrum der bewussten Verarbeitungsprozesse, u. a. positive Bewertungs- und Umdeutungsprozesse, Problemfokussierung, Sinnfindung. In diesem Kontext spielen auch individuelle Einstellungen und Haltungen sowie subjektive Erklärungsmodelle über die Krankheit eine Rolle. Die kognitiven und emotionalen Verarbeitungsstrategien sind oft schwer voneinander abzugrenzen. Zu den handlungsbezogene Strategien zählen z. B. aktives Zupacken, Ablenkung, kompensatorische Aktivitäten.

Mit Blick auf die gesunderhaltenden Faktoren ist die Bewusstmachung der eigenen Einfluss- und Handlungsmöglichkeiten und eines selbstverantwortlichen Umgangs mit der Erkrankungs- und Lebenssituation von besonderer Bedeutung. Kreative Therapieelemente fördern die Achtsamkeit für die gesunden Anteile und lassen diese als individuelle Ressourcen erfahren. Im Zusammenhang mit den individuellen Auswirkungen und Herausforderungen infolge einer Krebserkrankung hat auch das Konzept der Achtsamkeit an Bedeutung gewonnen. Achtsamkeit kann dazu beitragen, innere Klärungsprozesse zu fördern, wie beispielsweise hinsichtlich der eigenen Bedürfnisse und wie sie zufriedengestellt werden können. Achtsamkeit gegenüber dem eigenen Körper eröffnet die Fähigkeit, neben dem Defiziterleben auch die gesunden und nicht beeinträchtigten Anteile des Körpers wahrzunehmen. Über die Wahrnehmung der eigenen Bedürfnisse können dem Patienten neue Handlungsmöglichkeiten eröffnet werden, was wiederum hilfreich ist, um den Gefühlen des Kontrollverlustes entgegenzuwirken.

Arbeitsmaterialien:

- Arbeitsblatt Nr. 7.3.1 Definition der Krankheitsverarbeitung (Coping)
- Arbeitsblatt Nr. 7.3.2 Charakteristik der Krankheitsverarbeitung
- Arbeitsblatt Nr. 7.3.3 Ziele der Krankheitsverarbeitung
- Arbeitsblatt Nr. 7.3.4 Hilfreiche und weniger hilfreiche Verarbeitungsstrategien

Gelenkte Imagination: Entwicklung freundschaftlicher Gefühle dem eigenen Körper gegenüber

Aus didaktischen Gründen wird die gelenkte Imagination in dieser Sitzung nicht am Ende, sondern an dieser Stelle durchgeführt! Bei der Einführung in die Übung sollte noch einmal der Bezug zu dem Konzept der Salutogenese hergestellt werden, da es in dieser Imaginationsübung darum geht, einen wertschätzenden Blick auf den Körper und seine gesunden Anteile zu entwickeln und nicht nur in der Wahrnehmung der Defizite zu verharren.

Nach der Übung werden die Teilnehmer gebeten, ein Bild zu ihren Gedanken, Ideen und Assoziationen zu malen, die während der Übung aufgetreten sind: »Malen Sie ein Bild zu Ihren Empfindungen, die Sie im Moment wahrnehmen.«

Danach werden die Teilnehmer aufgefordert, einen Begriff bzw. ein Wort zu suchen, um das Gemalte zu charakterisieren.

Zum Abschluss dieser Arbeit findet ein Austausch in der gesamten Runde statt. Bei der Besprechung der Bilder sollte auf Folgendes geachtet werden: Die Interpretation der Motive sollte den jeweiligen Teilnehmern überlassen und die Interpretationsangebote anderer Teilnehmer sollten begrenzt werden, um eine Verunsicherung an falscher Stelle zu vermeiden. Dagegen ist es konstruktiver, den jeweiligen Teilnehmer zu fragen, welche Botschaft er für seine aktuelle Lebenssituation aus seinem Bild herausliest.

Arbeitsmaterialien:
- Arbeitsblatt Nr. 7.3.5 Gelenkte Imagination – Entwicklung freundschaftlicher Gefühle dem eigenen Körper gegenüber
- Zeichenblöcke und Wachsmalstifte

Hausaufgabe

Der Gruppenleiter erläutert das Arbeitsblatt 7.3.6 »Stufenweiser Gesundheitsplan«. Das Schaubild enthält alle Lebensbereiche, die durch die Erkrankung tangiert sein können. Die Teilnehmer werden gebeten, sich bis zur nächsten Sitzung zu überlegen, welchen Stellenwert die einzelnen Lebensbereiche in ihrem Leben haben und welche Aktivitäten aus diesen Bereichen konkret zu ihrer Genesung beitragen können, und entsprechend der eigenen Einschätzung die einzelnen Teilbereiche auszuführen.

In einem nachfolgenden Schritt sollen die Teilnehmer ihren individuellen Gesundheitskreis entsprechend dem Arbeitsblatt 7.3.7 zeichnen. Mittels der Anleitung auf dem Übungsblatt 7.3.1 teilen sie den Kreis in Segmente, welche die Bereiche umfassen, die ihnen wichtig für die körperliche und seelische Stabilisierung sind.

Arbeitsmaterialien:
- Arbeitsblatt Nr. 7.3.6 Stufenweiser Gesundheitsplan
- Übungsblatt Nr. 7.3.1 Gesundheitskreis
- Arbeitsblatt Nr. 7.3.7 Beispiel eines Gesundheitskreises

Abschluss der Sitzung

Zum Abschluss dieser Sitzung wird den Teilnehmern als Ausklang der Sitzung der Text »Die fünf Freiheiten« von Virginia Satir vorgelesen. Es erfolgt der Hinweis, sich in den kommenden Wochen die eine oder andere Freiheit zu nehmen. Dadurch wird der salutogenetische Impuls dieser Sitzung nochmals unterstrichen und die Ausrichtung der Krankheitsverarbeitung auf ressourcenorientierte Aktivitäten gefördert. Darüber hinaus kann dieses Arbeitsblatt auch die Hausaufgabe aus dieser Sitzung unterstützen.

Arbeitsmaterialien:
- Arbeitsblatt Nr. 7.3.8 Die fünf Freiheiten

Arbeitsmaterialien

Sitzung 3

Thema: Krankheitsverarbeitung und Gesundheitskompetenz

Arbeitsblatt Nr. 7.3.1: Definition der Krankheitsverarbeitung (Coping)

Krankheitsverarbeitung

Krankheitsverarbeitung (Coping) kann als das Bemühen bezeichnet werden, bereits bestehende oder zu erwartende Belastungen durch die Krankheit innerpsychisch (emotional, kognitiv) oder durch zielgerichtetes Handeln zu reduzieren, auszugleichen oder zu verarbeiten.

Edgar Heim (1988)

Arbeitsblatt Nr. 7.3.2: Charakteristik der Krankheitsverarbeitung

Charakteristik der Krankheitsverarbeitung

- Krankheitsverarbeitung verläuft prozesshaft und kann sich im Krankheitsverlauf verändern.
- Verarbeitungsstrategien sind erlernbar.
- Mehrere Verarbeitungsstrategien können gleichzeitig oder nacheinander eingesetzt werden.

Arbeitsblatt Nr. 7.3.3: Ziele der Krankheitsverarbeitung

Ziele der Krankheitsverarbeitung

- Belastungen reduzieren, ausgleichen oder besser ertragen können
- Optimale Anpassung an die Belastungssituation
- Herstellung eines emotionalen Gleichgewichts

Arbeitsblatt Nr. 7.3.4: Hilfreiche und weniger hilfreiche Verarbeitungsstrategien

Hilfreiche und weniger hilfreiche Verarbeitungsstrategien

Hilfreiche Strategien:

- aktives »zupackendes« Verhalten
- soziale u. emotionale Ressourcen mobilisieren
- Suche nach Zuwendung
- gezieltes Ablenken zum Selbstaufbau
- Sinnfindung
- Problemanalyse etc.

Weniger hilfreiche Strategien:

- fatalistisches Hinnehmen
- Passivität
- Resignation
- Selbstbeschuldigung
- erlebte Hoffnungslosigkeit
- erlebte Hilflosigkeit
- soziale Isolierung etc.

Fazit:

- Ein möglichst breites Spektrum an Verarbeitungsstrategien zu haben ist für die Anpassung hilfreich.
- Die Strategien sollten situationsbezogen, flexibel einsetzbar und handlungsorientiert sein.
- Positive soziale Unterstützung kann die Krankheitsverarbeitung unterstützen.

Arbeitsblatt Nr. 7.3.5: Gelenkte Imagination – Entwicklung freundschaftlicher Gefühle dem eigenen Körper gegenüber

Gelenkte Imagination: Entwicklung freundschaftlicher Gefühle dem eigenen Körper gegenüber

Finden Sie eine Position im Liegen oder Sitzen, in der Sie sich wohlfühlen. Prüfen Sie, ob Sie es bequem haben … Wenn Sie mögen, können Sie die Augen schließen …
Achten Sie auf Geräusche, die Sie wahrnehmen …
Richten Sie dann Ihre Aufmerksamkeit und Wahrnehmung ganz auf Ihren Körper …
Nehmen Sie zunächst Ihren Körper als Ganzes wahr, achten Sie darauf, wie Sie gerade daliegen oder sitzen … Achten Sie auf Ihre Atmung, auf den Wechsel zwischen Ein- und wieder Ausatmen … Einfach wahrnehmen, so wie es im Moment ist … Sie brauchen nichts zu verändern …
Richten Sie Ihre Aufmerksamkeit nun auf Ihre Füße …
Wandern Sie nun mit Ihrer Aufmerksamkeit zu Ihren Beinen … Spüren Sie, wie Ihre Beine daliegen … wo Sie Kontakt zur Unterlage haben …
Kommen Sie dann mit Ihrer Aufmerksamkeit zu Ihrem Rücken … Spüren Sie, wo Sie mit Ihrem Rücken Kontakt zur Unterlage oder zur Lehne vom Stuhl haben. Einfach wahrnehmen …
Wandern Sie dann mit Ihrer Aufmerksamkeit zu Ihrem Bauch. Spüren Sie, wie sich ihre Bauchdecke bei jedem Einatmen ein wenig hebt … und beim Ausatmen wieder senkt … Vielleicht können Sie bei jedem Ausatmen ein wenig mehr loslassen …
Lenken Sie Ihre Aufmerksamkeit dann zu Ihren Händen und Armen … Spüren Sie, wie Ihre Hände und Ihre Arme daliegen …
Und nun Ihre Schultern … Spüren Sie, wie sich Ihre Schultern gerade anfühlen …
Wandern Sie mit Ihrer Wahrnehmung dann weiter zu Ihrem Nacken und zu Ihrem Hinterkopf … Spüren Sie, an welchen Stellen Ihr Nacken – oder auch Ihr Kopf – gestützt wird …
Achten Sie auf Ihr Gesicht … Wie fühlt sich Ihre Stirn im Moment an … und wie die Augen? … Wie ist es mit Ihrem Mund und dem Kiefer? Und wenn Gedanken kommen, lassen Sie sie kommen und gehen, so wie Wolken am Himmel kommen und weiterziehen …
Und nun versuchen Sie einen liebevollen, wohlwollenden Blick auf sich und Ihren Körper zu richten. Nehmen Sie sich Zeit dazu …
Vergegenwärtigen Sie sich die vielen gesunden Teile Ihres Körpers, die Sie beanspruchen können … auf die Sie sich verlassen können … Vergegenwärtigen Sie sich Ihre Sinne, die Ihnen zur Verfügung stehen …
Denken Sie an all Ihre Organe, die ihrer Funktion nachkommen, ohne dass Sie darauf besonders achten müssen …
Machen Sie sich das alles bewusst und spüren Sie den angenehmen Gefühlen nach, die dabei auftreten …
Nun denken Sie an all das, was Sie bisher für sich getan haben. Sie haben Ihre medizinische Behandlung unterstützt … Sie haben alles dafür getan, Ihre Genesung zu fördern … Das war oft anstrengend und mühsam. Ihr Körper hat viel ausgehalten … Aber er hat mitgemacht … er hat Ihnen beigestanden … Wenn Sie möchten, können Sie sich bei Ihrem Körper bedanken und ihm freundschaftliche Gefühle zukommen lassen …
Bereiten Sie sich nun allmählich darauf vor, dass Sie diese Übung bald beenden werden.

Und nun beenden Sie die Übung in der folgenden Reihenfolge. Bei geschlossenen Augen zunächst die Hände mehrere Male kräftig zu Fäusten ballen und wieder öffnen, tief atmen und bei geschlossenen Augen dann Arme und Beine kräftig bewegen, sodass die Muskulatur richtig angestrengt wird. Tief durchatmen, recken, dehnen und strecken und ganz zum Schluss die Augen weit öffnen.
Lassen Sie sich Zeit, wieder in der Gegenwart anzukommen.

(in Anlehnung an Hartmann 1991, S. 247 ff.)

Arbeitsblatt Nr. 7.3.6: Stufenweiser Gesundheitsplan

Stufenweiser Gesundheitsplan

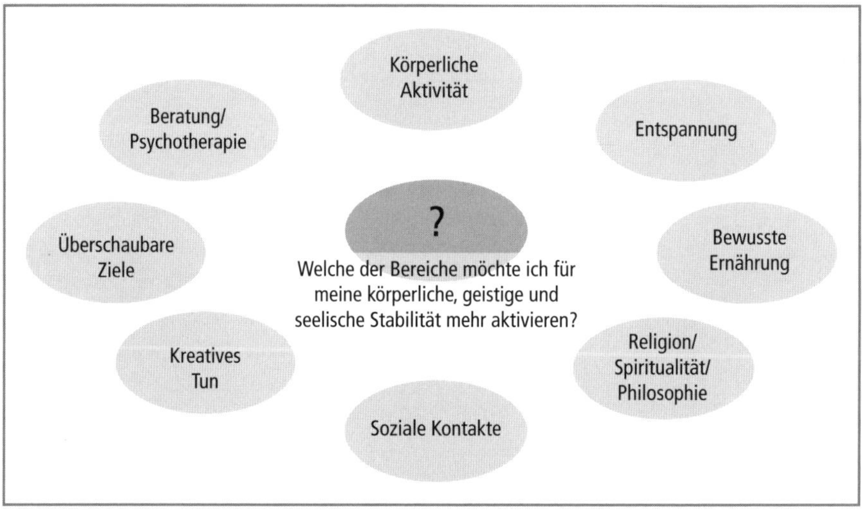

Übungsblatt Nr. 7.3.1:
Gesundheitskreis

Gesundheitskreis

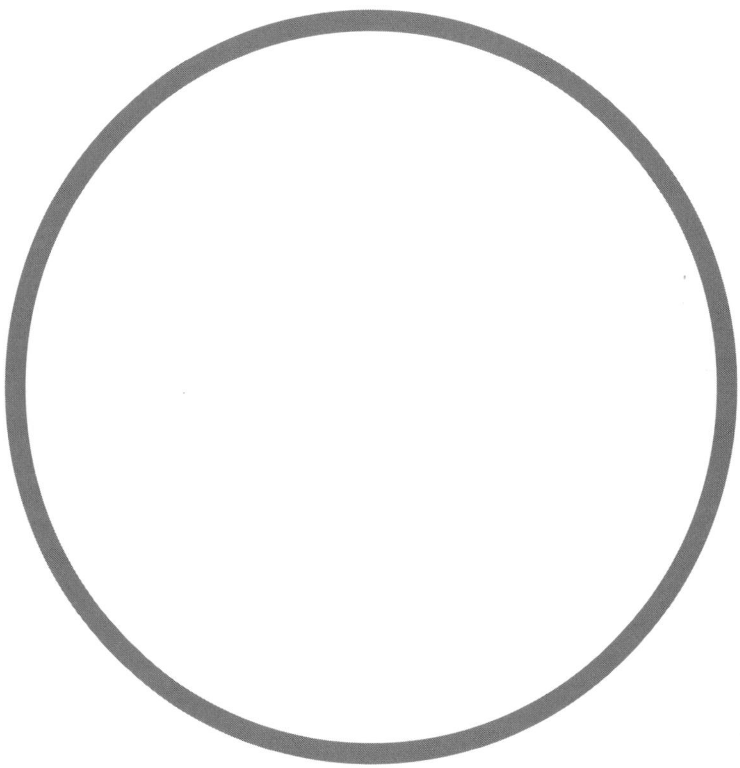

Mithilfe des »Gesundheitskreises« können Sie sich über Ihre eigenen Überzeugungen bezüglich Ihrer gesundheitlichen Stabilisierung bewusst werden. Benennen Sie einzelne Kuchenstücke mit den Elementen, die Ihrer Meinung nach für Ihre gesundheitliche Stabilisierung von Bedeutung sind. Die Größe der Kreisstücke hängt von der Wichtigkeit ab, die das Thema, für welches das Kreisstück steht, für Sie hat. Wenn Sie z. B. glauben, dass 50 % Ihrer gesundheitlichen Stabilisierung durch vermehrte körperliche Aktivität zu erreichen sind, dann markieren Sie entsprechend den Anteil in Ihrem Gesundheitskreis. Wenn der Kreis fertig ist, schauen Sie ihn an und überlegen Sie, ob Sie die Dinge, von denen Sie Ihre gesundheitliche Stabilisierung abhängig machen, auch wirklich realisieren können.

Arbeitsblatt Nr. 7.3.7: Beispiel eines Gesundheitskreises

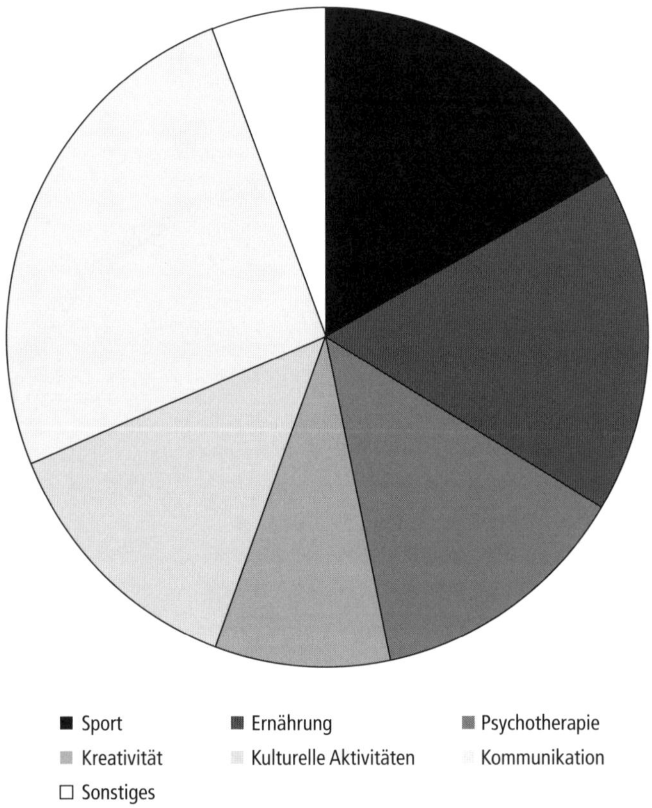

Arbeitsblatt Nr. 7.3.8:
Die fünf Freiheiten

Die fünf Freiheiten

Die Freiheit, **das zu sehen und zu hören, was im Moment wirklich da ist,** anstatt was sein sollte, gewesen ist oder erst sein wird.

Die Freiheit, **das auszusprechen, was ich wirklich fühle und denke,** und nicht das, was von mir erwartet wird.

Die Freiheit, **zu meinen Gefühlen zu stehen** und nicht etwas anderes vorzutäuschen.

Die Freiheit, **um das zu bitten, was ich brauche,** anstatt immer erst auf Erlaubnis zu warten.

Die Freiheit, **in eigener Verantwortung Risiken** einzugehen, anstatt immer nur auf Nummer sicher zu gehen und nichts Neues zu wagen.

(Satir 2019, S. 27)

7.4 Sitzung 4: Subjektive Bedürfnisse und personale Ressourcen

7.4.1 Thematischer Hintergrund

Entsprechend den Ausführungen zum Modell der Salutogenese (▸ Kap. 2.1) sind die Klärung und bewusste Wahrnehmung der eigenen Bedürfnisse ein erster Schritt, vorhandene Ressourcen zu entdecken oder neue zu schaffen. Die Identifikation personaler und sozialer Ressourcen ist ein Teil der Förderung gesundheitserhaltender und gesundheitsstärkender Faktoren und hilft den Patienten, das Modell der Salutogenese erfahrbar und umsetzbar zu machen. Ebenso sind Ressourcen wichtige Faktoren für die Krankheitsverarbeitung (▸ Kap. 4) und können die erfolgreiche Anpassung an die durch Krankheit und Behandlung veränderte Lebenssituation unterstützen. Daher werden in dieser Sitzung die eigene Wahrnehmung, Einstellung und das eigene Handeln im biografischen Kontext reflektiert. Hierbei liegt ein thematischer Schwerpunkt in der Erarbeitung konkreter individueller Möglichkeiten, um den eigenen Spielraum des Denkens und Handelns zu erweitern, der häufig durch sozialisationsbedingte Prägungen eingeengt ist. Dadurch können die Grundlage für eine Neuorientierung geschaffen und der Blick dafür geöffnet werden, wie trotz Krankheit und krankheitsbedingter Einschränkungen individuelle Lebensqualität erreicht werden kann.

7.4.2 Zielsetzung

Die Zielsetzung dieser Sitzung ist die Vermittlung von Strategien zur Identifikation von individuellen Bedürfnissen und die Klärung von Ressourcen, um die individuell notwendigen Schritte zur eigenen Gesundheitsförderung und deren Umsetzung im Alltag zu realisieren. Der Schwerpunkt liegt in der alltagsorientierten Planung der künftigen Lebensgestaltung, in der die physische und psychische Stabilisierung einen wichtigen Stellenwert einnimmt. Durch gezielte Übungen kann der Blick für die eigenen Fähigkeiten geschärft werden, in einem häufig eingeschränkten Alltag dennoch positive Erlebnisse und Genussfähigkeit im scheinbar Kleinen erneut zu erfahren. Das ermöglicht einen aktiven und konstruktiven Umgang mit der eigenen Lebenssituation. Über die Entdeckung innerer und äußerer Hindernisse wird der Impuls zu aktiven Veränderungen gelegt.

7.4.3 Sitzung 4 im tabellarischen Überblick

Programmelemente (ungefähre Zeitangaben)	Arbeitsmaterialien
Eingangsrunde zur aktuellen Befindlichkeit (5 Min.)	
Einführung in den thematischen Hintergrund (10 Min.)	• Arbeitsblätter aus Sitzung 1 und 3 (optional)
Besprechung der Hausaufgabe aus Sitzung 3 (20 Min.)	• Übungsblatt Nr. 7.3.1: Gesundheitskreis
Erarbeitung von individuellen Schritten zur Gesundheitsförderung (30 Min.)	• Übungsblatt Nr. 7.3.1: Gesundheitskreis
Vorstellung und Erläuterung der Erlaubnis-Sätze (20 Min.)	• Arbeitsblatt Nr. 7.4.1: Antreiber/Erlaubnisse
Hausaufgabe (10 Min.)	• Arbeitsblatt Nr. 7.4.2: Acht Gebote des Genießens • Übungsblatt Nr. 7.4.1: Genießen im Alltag
Durchführung der gelenkten Imagination (15–20 Min.)	• Arbeitsblatt Nr. 7.4.3: Gelenkte Imagination – Vertrauen entwickeln
Abschluss der Sitzung (5 Min.)	

7.4.4 Inhaltlicher Ablauf

Eingangsrunde zur aktuellen Befindlichkeit

Die Eingangsrunde zur Befindlichkeit wird analog wie in den vorherigen Sitzungen sowie in Kapitel 6.3.1 beschrieben durchgeführt.

Einführung in den thematischen Hintergrund

Die vierte Sitzung baut thematisch auf den Inhalten der Sitzungen 1 und 3 auf. Daher gibt es für diese Sitzung keine eigenen thematischen Arbeitsblätter. Als Hintergrundinformationen zu dieser Sitzung dienen die Hinweise, die als Arbeitsblätter in Sitzung 1 zum Salutogenese-Modell sowie in Sitzung 3 zum Thema Krankheitsverarbeitung gegeben wurden. Hierbei werden die zentralen Aussagen zu den Themen Salutogenese und Krankheitsverarbeitung nochmals aufgegriffen. Es bleibt dem Gruppenleiter überlassen, ob er hierzu die genannten

Arbeitsblätter der beiden Sitzungen komplett oder in Auszügen nochmals heranziehen oder ob er frei gestalten möchte.

Besprechung der Hausaufgabe aus Sitzung 3

Die Besprechung des Gesundheitskreises kann als Ausgangspunkt für das nächste Element (Erarbeitung von individuellen Schritten zur Gesundheitsförderung) erfolgen und nahtlos in die Erarbeitung von individuellen Schritten zur Gesundheitsförderung übergehen. Wichtig ist dabei, die Teilnehmer darauf hinzuweisen, ihren Gesundheitskreis bis zur Abschlusssitzung (Abschn. 7.8) aufzubewahren, da er hier noch einmal zur Besprechung der weiteren Lebensplanung benötigt wird.

Arbeitsmaterialien:
- Übungsblatt Nr. 7.3.1 Gesundheitskreis

Erarbeitung von individuellen Schritten zur Gesundheitsförderung

Auf der Basis des bereits erstellten Gesundheitskreises können die Teilnehmer konkrete Schritte entwickeln, wie sie ihre physische und psychische Stabilität fördern können. Dabei ist darauf zu achten,
- dass die Planung seitens der Teilnehmer für überschaubare Zeiträume erfolgt (z. B. für den kommenden Monat oder die nächsten drei Monate).
- die Teilnehmer darauf hinzuweisen, dass es sinnvoll ist, immer wieder nach einigen Wochen den Plan zu überprüfen und eventuelle Korrekturen oder Veränderungen vorzunehmen.
- dass die Teilnehmer darauf hingewiesen werden, jederzeit an ihrem Plan Veränderungen vornehmen zu können, wenn er in der Praxis nicht durchführbar erscheint.
- dass die Teilnehmer sich nicht zu viel vornehmen, damit keine Frustration aufgrund von Nicht-einhalten-Können schon vorprogrammiert ist. So kann es Erfolg versprechender sein, sich vorzunehmen, nur zweimal pro Woche einer sportlichen Betätigung nachzugehen als viermal pro Woche, wenn klar ist, dass dies angesichts anderer Verpflichtungen eher unrealistisch ist.

Hinweis für die Gruppenleiter

Falls nicht alle Teilnehmer ihre Hausaufgaben gemacht haben, können folgende Fragen das Gespräch strukturieren und Anregungen für die Teilnehmer geben:
- Gab es Hindernisse?
- Was haben Sie stattdessen gemacht?
- Wie wichtig nehmen Sie sich und Ihre Geschichte?
- Erlauben Sie sich, Zeit für sich selbst zu beanspruchen?

Arbeitsmaterialien:
- Übungsblatt Nr. 7.3.1 Gesundheitskreis

Erlaubnissätze

Der Begriff »Erlaubnissätze« stammt aus der Transaktionsanalyse und meint hier eine therapeutische Intervention, die jemandem die Erlaubnis gibt, sozialisationsbedingte einschränkende internalisierte Verhaltensdirektiven (Antreiber) aufzulösen bzw. ihnen nicht mehr zu gehorchen, um eine größere Flexibilität des Denkens und Handelns zu ermöglichen.

Das Arbeitsblatt 7.4.1 »Antreiber/Erlaubnisse« wird zunächst nicht ausgeteilt, sondern vom Gruppenleiter vorgelesen. Erfahrungsgemäß können dadurch die Teilnehmer besser darauf achten, welcher der Sätze sie emotional stärker anspricht, als wenn sie die Sätze selbst lesen würden. Danach wird das Arbeitsblatt ausgeteilt und die Teilnehmer werden gebeten, den Satz zu markieren, den sie für sich als passend ausgewählt haben. Auf diese Weise vertraut gemacht mit der Funktion von »Erlaubnissätzen«, können die Teilnehmer je nach Situation selbst entscheiden, welche der Erlaubnissätze ihnen Entlastung bringen.

Eine Instruktion für die Beschäftigung mit den Erlaubnissätzen kann folgendermaßen lauten:

»Suchen Sie sich eine Erlaubnis aus, die Ihnen besonders guttut. Sie können Ihren Erlaubnissatz finden, indem Sie sich alle Sätze langsam durchlesen (oder von einer Ihnen vertrauten Person vorlesen lassen) und dabei aufmerksam wahrnehmen, wo Sie sich innerlich berührt fühlen. Formulieren Sie Ihren Satz dann eventuell so um, dass er genau auf Ihre Situation passt und Sie ihn richtig gern hören mögen. Wichtig ist, dass Sie nicht durch die Hintertür einen Antreiber wieder hineinschmuggeln, nach dem Motto: ›Ich muss mich endlich bemühen, mir mehr Zeit zu lassen, am besten, ich fange sofort damit an.‹ Sie können sich Ihren Satz auf ein Schildchen schreiben und ihn sich in ruhigen Momenten (z. B. vor dem Einschlafen oder Aufstehen) laut vorlesen. In wichtigen Gesprächen können Sie den Zettel unauffällig vor sich hinstellen. Ziehen Sie nach einer Woche Bilanz.«

Arbeitsmaterialien:
- Arbeitsblatt Nr. 7.4.1 Antreiber/Erlaubnisse

Hinweis für die Gruppenleiter

Bei den Erlaubnissätzen können folgende Einwände oder Fragen kommen.

- **Erlaubnissatz: Ich kann stark sein und gleichzeitig Bedürfnisse haben.**

Manche Teilnehmer erleben es als Widerspruch, stark sein zu wollen und gleichzeitig auch Bedürfnisse zu äußern. Deshalb sollte der Gruppenleiter darauf hinweisen, dass genau dieser Erlaubnissatz den Antagonismus, entweder stark oder bedürftig zu sein, auflöst und dadurch eine Integration beider Aspekte ermöglicht.

- **Erlaubnissatz: Ich brauche nicht für andere zu denken.**

Hier können Einwände kommen von Teilnehmern, die kleine Kinder oder pflegebedürftige Eltern haben. Zu betonen ist dann, dass es nicht darum geht, gar nicht mehr für andere zu denken oder zu handeln. Vielmehr ist es wichtig, zu prüfen, wann es unbedingt notwendig ist, um so die Autonomie des Gegenübers und die Entlastung des jeweiligen Teilnehmers zu fördern. Hierbei sollte als wichtiger Hinweis gegeben werden, anstelle der Aufforderung »Ich darf nicht« die positive Bedeutung »Ich brauche nicht« für sich einzusetzen.

Gleiches gilt für alle anderen Sätze. Es geht um Erlaubnisse, die man sich gibt, um einen größeren Handlungsspielraum zu erreichen, und nicht um eine neue Pflicht, was ein weiterer Antreiber wäre.

Hausaufgabe

Die Teilnehmer können sich zu Hause in Ruhe einen oder weitere passende Erlaubnissätze aussuchen. Als alltagspraktische Übung für den Umgang mit dem selbst gewählten Erlaubnissatz könnte folgende Anregung hilfreich sein:

»Dreimal täglich zu sich nehmen (lesen) und wirken lassen. Zwecks der guten Dosierung morgens, mittags und abends – und vor wichtigen Gesprächen: privaten, beruflichen und Arztgesprächen.«

Darüber hinaus werden die Teilnehmer gebeten, bewusst vermehrt auf Genuss in ihrem Alltag zu achten und das entsprechende Arbeitsblatt auszufüllen. Anregend kann dabei die Lektüre der »Acht Gebote des Genießens« sein.

Arbeitsmaterialien:

- Arbeitsblatt Nr. 7.4.2 Acht Gebote des Genießens
- Übungsblatt Nr. 7.4.1 Genießen im Alltag

Gelenkte Imagination: Vertrauen entwickeln

Die gelenkte Imagination wurde ausgewählt, weil sie das Thema der »Antreiber« und des »Mehr-auf-sich-Hörens« aufgreift und die Teilnehmer ermutigt, mehr auf ihre Intuition zu achten. Dies kann sich entlastend gerade für die Teilnehmer auswirken, die bislang sehr kritisch mit sich umgegangen sind.

Arbeitsmaterialien:

- Arbeitsblatt Nr. 7.4.3 Gelenkte Imagination – Vertrauen entwickeln

Abschluss der Sitzung

Wie auch in den vorangegangenen Sitzungen wird auch in dieser Sitzung keine Befindlichkeitsrunde durchgeführt. Es kann aber sein, dass nach der Vergabe der Hausaufgaben und der gelenkten Imagination noch vereinzelt Fragen zum weiteren Umgang mit den Erlaubnissätzen auftreten. Diese können natürlich gestellt werden. Es hat sich allerdings gezeigt, dass es nicht sinnvoll ist, diese Fragen im Plenum in der Abschlussrunde zu beantworten, um die nachwirkenden Prozesse aus der gelenkten Imagination bei den Teilnehmern nicht zu unterbrechen. Der Gruppenleiter kann den betreffenden Teilnehmern anbieten, ihre individuellen Fragen nach Abschluss der Sitzung zu beantworten.

Arbeitsmaterialien

Sitzung 4

Thema: Subjektive Bedürfnisse und personale Ressourcen

Arbeitsblatt Nr. 7.4.1: Antreiber/Erlaubnisse

Antreiber/Erlaubnisse

Ruhe vor seinen Antreibern bekommt man, indem man sich selbst die Erlaubnis gibt, sich – auch in Stresssituationen – anders zu verhalten, oder indem man sich sagt (und glaubt!), dass man auch dann in Ordnung ist, wenn man seinen Antreibern nicht gehorcht – Erlaubnisse und Bestätigungen, die man als Kind vermutlich nicht bekommen hat.

So könnten Erlaubnisse zur Entkräftung bestimmter Antreiber wie folgt lauten:

Zu »Sei stark«
- Ich darf stark sein und zugleich Bedürfnisse haben!
- Ich darf meinen Gefühlen trauen und mich von ihnen leiten lassen!
- Ich brauche niemanden zu beeindrucken, um gemocht zu werden!

Zu »Streng dich an«
- Ich brauche nicht für andere zu denken und Verantwortung zu übernehmen!
- Ich darf mich über das Erreichte freuen und ausruhen!
- Ich darf mir helfen lassen!

Zu »Beeil dich«
- Ich darf mir Zeit nehmen und es dann auf meine Art tun!
- Ich darf mich einlassen und genießen!
- Ich brauche anderen nicht vorauszueilen, um beachtet zu werden!

Zu »Mach's recht«
- Ich darf mich wichtig nehmen und herausfinden, was ich selbst will!
- Ich darf nachdenken, bevor ich es auf meine Art tue!
- Ich habe das Recht auf eine eigene Meinung!

Zu »Sei perfekt«
- Ich darf Fehler machen, ohne mich unzulänglich zu fühlen, und kann daraus lernen.
- Ich darf mich so zeigen, wie ich bin, und meinen eigenen Stil entwickeln!
- Ich darf die Zusammenarbeit mit anderen genießen!

(entnommen aus Gührs & Nowak 2006, S. 81 ff.)

Arbeitsblatt Nr. 7.4.2: Acht Gebote des Genießens

»Acht Gebote des Genießens«

1. Gönne dir Genuss
Viele Menschen haben Hemmungen, ein schlechtes Gewissen oder schämen sich, wenn sie sich selbst etwas Gutes tun. Vielleicht weil sie in ihrer Kindheit entsprechende Verbote von ihren Eltern bekommen haben, können sie sich heute selbst keinen Genuss erlauben. Hier kommt es darauf an, sich über unnötig gewordene Genussverbote klar zu werden und diese fallen zu lassen.

2. Nimm dir Zeit zum Genießen
Das klingt banal, ist aber eine ganz wichtige Voraussetzung für das Genießen. Genuss geht nicht unter Zeitdruck, aber manchmal genügt schon ein Augenblick.

3. Genieße bewusst
Wer viele Dinge gleichzeitig tut, wird dabei kaum genießen können. Wollen Sie Genuss erleben, dann müssen Sie die anderen Tätigkeiten ausschalten und sich ganz auf diesen besinnen. Genuss geht nicht nebenbei.

4. Schule deine Sinne für Genuss
Genießen setzt eine fein differenzierte Sinneswahrnehmung voraus, die sich durch Erfahrung gebildet hat. Beim Genießen kommt es auf das Wahrnehmen von Nuancen an. Es gilt hier, die eigenen Sinne zu schärfen.

5. Genieße auf deine eigene Art
Das weiß auch der Volksmund: »Was dem einen sin Uhl ist, ist dem anderen sin Nachtigall.« Genuss bedeutet für jeden etwas anderes. Hier kommt es darauf an, herauszufinden, was einem guttut und – genauso wichtig – was einem nicht guttut und was einem wann guttut.

6. Genieße lieber wenig, aber richtig
Ein populäres Missverständnis übers Genießen ist, dass derjenige mehr genießt, der mehr konsumiert. Für den Genuss ist jedoch nicht die Menge, sondern die Qualität entscheidend. Ein Zuviel wirkt auf die Dauer sättigend und langweilig. Wir plädieren deshalb dafür, sich zu beschränken, nicht aus Geiz oder falscher Bescheidenheit, sondern um sich das jeweils Beste zu gönnen.

7. Überlasse deinen Genuss nicht dem Zufall
Eine Redensart besagt, dass man die Feste feiern soll, wie sie fallen. Das Zufällige, Spontane, Unerwartete bringt häufig einen ganz besonderen Genuss. Es erscheint jedoch nicht günstig, den Genuss allein dem Zufall zu überlassen. Im Alltag wird es oft nötig sein, Genuss zu planen, d. h. die Zeit dafür einzuteilen, die entsprechenden Vorbereitungen zu treffen, Verabredungen zu vereinbaren etc.

8. Genieße die kleinen Dinge des Alltags
Genuss ist nicht immer zwangsläufig etwas ganz Außerordentliches. Vielmehr gilt es, Genuss im normalen Alltag zu finden – in kleinen Begebenheiten und alltäglichen Verrichtungen. Wer sich selbst im Alltag innerlich dafür offenhält, kann eine Vielzahl von Quellen für angenehme Erlebnisse gerade auch im alltäglichen Leben entdecken.

(entnommen aus Kaluza 2020, S. 208)

Übungsblatt Nr. 7.4.1: Genießen im Alltag

Genießen im Alltag

Bitte achten Sie in den kommenden Tagen einmal ganz bewusst auf schöne Dinge in Ihrem Alltag. Darauf, was Ihnen Freude macht, was Sie als angenehm empfinden oder genießen können. Das können besondere Ereignisse sein, wie etwa der seltene Besuch guter Freunde oder z. B. ein Theaterbesuch. Wichtiger aber noch sind die ganz kleinen Freuden wie z. B. das angenehme Gefühl auf der Haut nach der morgendlichen Dusche oder ein schöner Sonnenuntergang, den sie beobachtet haben, oder der angenehme Geruch von frisch gemahlenem Kaffee. Bitte nehmen Sie sich jeden Tag ein paar Minuten Zeit – am besten nach Ihrer täglichen Entspannungsübung –, um sich zu vergegenwärtigen, was Sie an diesem Tag als angenehm erlebt haben.

Machen Sie sich auf diesem Bogen einige Notizen.

Tag	Heute war angenehm …
Mittwoch	Der Weg zur Arbeit durch den frischen Herbstwind

(entnommen aus Kaluza 2020, S. 185)

Arbeitsblatt Nr. 7.4.3: Gelenkte Imagination – Vertrauen entwickeln

Gelenkte Imagination: Vertrauen entwickeln

Finden Sie eine Position im Liegen oder Sitzen, in der Sie sich wohlfühlen. Prüfen Sie, ob Sie es bequem haben … Wenn Sie mögen, können Sie die Augen schließen …
Achten Sie auf Geräusche, die Sie wahrnehmen …
Richten Sie dann Ihre Aufmerksamkeit und Wahrnehmung ganz auf Ihren Körper … Nehmen Sie zunächst Ihren Körper als Ganzes wahr, achten Sie darauf, wie Sie gerade daliegen oder sitzen … Achten Sie auf Ihre Atmung, auf den Wechsel zwischen Ein- und wieder Ausatmen … Einfach wahrnehmen, so wie es im Moment ist … Sie brauchen nichts zu verändern …
Richten Sie Ihre Aufmerksamkeit nun auf Ihre Füße …
Wandern Sie nun mit Ihrer Aufmerksamkeit zu Ihren Beinen … Spüren Sie, wie Ihre Beine daliegen … wo Sie Kontakt zur Unterlage haben …
Kommen Sie dann mit Ihrer Aufmerksamkeit zu Ihrem Rücken … Spüren Sie, wo Sie mit Ihrem Rücken Kontakt zur Unterlage oder zur Lehne vom Stuhl haben. Einfach wahrnehmen …
Wandern Sie dann mit Ihrer Aufmerksamkeit zu Ihrem Bauch. Spüren Sie, wie sich ihre Bauchdecke bei jedem Einatmen ein wenig hebt … und beim Ausatmen wieder senkt … Vielleicht können Sie bei jedem Ausatmen ein wenig mehr loslassen …
Lenken Sie Ihre Aufmerksamkeit dann zu Ihren Händen und Armen … Spüren Sie, wie Ihre Hände und Ihre Arme daliegen …
Und nun Ihre Schultern … Spüren Sie, wie sich Ihre Schultern gerade anfühlen …
Wandern Sie mit Ihrer Wahrnehmung dann weiter zu Ihrem Nacken und zu Ihrem Hinterkopf … Spüren Sie, an welchen Stellen Ihr Nacken – oder auch Ihr Kopf – gestützt wird …
Achten Sie auf Ihr Gesicht … Wie fühlt sich Ihre Stirn im Moment an … und wie die Augen? … Wie ist es mit Ihrem Mund und dem Kiefer? Und wenn Gedanken kommen, lassen Sie sie kommen und gehen, so wie Wolken am Himmel kommen und weiterziehen …
Stellen Sie sich vor, Sie werden in Zukunft ein zufriedenes Leben führen, Sie werden mit sich im Reinen sein.
Und stellen Sie sich vor, wie Ihnen hierfür im Laufe Ihres Lebens wichtige Botschaften mitgeteilt werden … vielleicht durch ein inneres Wissen oder Ihre Intuition … oder durch ein Gefühl im Bauch … wie auch immer Sie das nennen mögen.
Aber vielleicht erinnern Sie sich auch an Stimmen von außen, die Sie aufforderten, dieses zu tun oder jenes zu lassen, wenn Sie gemocht oder geliebt werden wollten … Und im Lauf der Zeit richteten Sie sich immer mehr nach den Anforderungen von außen … Dabei traten Ihre eigenen Wünsche und Bedürfnisse nach und nach in den Hintergrund und verloren an Bedeutung …
Und nun spüren Sie einmal nach, wie es Ihnen jetzt geht, wovon Sie träumen, worüber Sie sich freuen, wovon Sie begeistert sind … Nehmen Sie sich vor, in Zukunft immer mehr auf Ihre innere Stimme zu achten und Ihre Bedürfnisse ernst zu nehmen …
Und nun beenden Sie die Übung in der folgenden Reihenfolge: bei geschlossenen Augen zunächst die Hände mehrere Male kräftig zu Fäusten ballen und wieder öffnen, tief atmen und dann bei geschlossenen Augen Arme und Beine kräftig bewegen, sodass die Muskulatur richtig angestrengt wird. Tief durchatmen, recken, dehnen und strecken und ganz zum Schluss die Augen weit öffnen. Lassen Sie sich wieder Zeit, in der Gegenwart anzukommen.

(in Anlehnung an Simonton 2005, S. 104–107)

7.5 Sitzung 5: Umgang mit belastenden Gefühlen

7.5.1 Thematischer Hintergrund

Für die meisten Menschen sind die Diagnose Krebs und die sich daraus ergebenden Folgeprobleme ein existenziell bedrohliches Ereignis. Die Konfrontation mit den Grenzen der körperlichen Unversehrtheit und der damit verbundenen Bedrohung des Lebens können eine tiefe Verunsicherung bewirken. Sehr häufig folgen heftige Gefühlsreaktionen, wie z. B. Angst, Verzweiflung und Trauer. Wie in Kapitel 3 ausgeführt wurde, leiden ca. ein Drittel aller Krebspatienten unter subsyndromalen Belastungen, also stark ausgeprägten subklinischen Belastungen, die nach den diagnostischen Kriterien des ICD-10 oder DSM-IV unterhalb des Schwellenwertes anzusiedeln sind. Dazu zählen allgemeiner Distress (59 %), Depressivität (58 %), Progredienz- oder Rezidivangst (32 %) und weitere Realängste, die sich auf ganz unterschiedliche Themen im Zusammenhang mit der Erkrankung, Behandlung oder existenziellen Bedrohung beziehen können (AWMF 2014). Diese Formen der Depressivität und Ängste müssen nicht zwangsläufig auf eine psychopathologische Störung hinweisen, sondern können subklinisch ausgeprägt sowie ein Ausdruck der Krankheitsverarbeitung sein. Es gehört zu den normalen Reaktionen, dass infolge der Krebserkrankung eine Vielzahl von Gefühlen auftreten wie Depressivität und verschiedene Ängste, vor allem Rezidiv- oder Progredienzängste, die Angst vor dem Sterben, Trauer, Gefühle von Hilflosigkeit, aber auch Wut auf die Erkrankung, die Lebenssituation oder die anderen, vermeintlich gesunden Mitmenschen. Diese Gefühle und die daraus resultierenden Beschwerden können die Lebensqualität der Betroffenen stark einschränken. Nach epidemiologischen Studien leiden darüber hinaus jedoch auch ca. 35 % der Krebspatienten in Deutschland unter psychopathologischen Störungen, insbesondere Anpassungsstörungen, depressiven Störungen und Angststörungen (Mehnert et al. 2014). Häufig neigen Krebspatienten dazu, insbesondere die Ängste, aber auch andere belastende Gefühle zu verdrängen, diese zu vermeiden oder sich abzulenken, was jedoch angesichts der reellen Bedrohlichkeit und der immer wiederkehrenden Konfrontation durch Behandlung, Behandlungsfolge oder Kontrolltermine meist nur kurzfristig gelingt, mittel- und langfristig aber nicht wirkt, sondern den Zustand eher verschlimmert. Die Erforschung der Krankheitsverarbeitung hat gezeigt, dass es für Krebspatienten hilfreich ist, sich mit diesen belastenden Gefühlen auseinanderzusetzen und sich zugleich auch der eigenen Ressourcen im Umgang damit bewusst zu werden.

7.5.2 Zielsetzung

Vor dem eingangs skizzierten Hintergrund bietet diese Sitzung den Patienten die Möglichkeit, sich mit den belastenden Gefühlen infolge einer Tumorerkrankung auseinanderzusetzen. Sie baut dabei auf Sitzung 4 auf, in der sich die Teilnehmer mit der Förderung eigener Ressourcen befasst haben. Zielsetzung der hier beschriebenen Sitzung ist es, den Patienten über verschiedene Medien, je nach Ausprägung der Ängste und depressiven Verstimmungen, zu ermöglichen, sich schrittweise mit diesen Gefühlen zu konfrontieren und konstruktiv damit umzugehen. Dies erlaubt den Betroffenen, aktive Strategien zu erarbeiten, die den Umgang mit diesen Gefühlen erleichtern, und sie in ihrer Lebenssituation leichter annehmen und besser integrieren zu können.

7.5.3 Sitzung 5 im tabellarischen Überblick

Programmelemente (ungefähre Zeitangaben)	Arbeitsmaterialien
Eingangsrunde zur aktuellen Befindlichkeit (ca. 5–10 Min.)	
Besprechung der Hausaufgabe aus Sitzung 4 (10–15 Min.)	• Arbeitsblatt Nr. 7.4.2: Acht Gebote des Genießens • Übungsblatt Nr. 7.4.1: Genießen im Alltag
Hintergrundinformation zur Sitzung (10 Min.)	• Arbeitsblatt Nr. 7.5.1: Belastungskontinuum • Arbeitsblatt Nr. 7.5.2: Kontinuum der Depression • Arbeitsblatt Nr. 7.5.3: Angst bei onkologischen Erkrankungen • Arbeitsblatt Nr. 7.5.4: Ausdrucksformen der Angst • Arbeitsblatt Nr. 7.5.5: Progredienz- oder Rezidivangst
Cluster (25 Min.)	• Übungsblatt Nr. 7.5.1: Cluster • Arbeitsblatt Nr. 7.5.6: Der Vogel Angst • fakultativ: ergänzende Materialien zu anderen belastenden Gefühlen • Arbeitsblatt Nr. 7.5.7: Manchmal hab ich eine solche Wut • Arbeitsblatt Nr. 7.5.8: Die zwei Kammern • Arbeitsblatt Nr. 7.5.9: Der Tod und der Gänsehirt
Erarbeitung von Entlastungsstrategien (25 Min.)	• Übungsblatt Nr. 7.5.2: Das Elfchen • Arbeitsblatt Nr. 7.5.10: Hilfreiche Fragen zum Umgang mit der Angst I • Arbeitsblatt Nr. 7.5.11: Hilfreiche Fragen zum Umgang mit der Angst II • Arbeitsblatt Nr. 7.5.12: Umgang mit Angst • Übungsblatt Nr. 7.5.3: Seelischer Notfallkoffer

Programmelemente (ungefähre Zeitangaben)	Arbeitsmaterialien
Hausaufgabe (5 Min.)	• Übungsblatt Nr. 7.5.4: Situationen, in denen belastende Gefühle auftauchen
Durchführung der gelenkten Imagination (15 Min.)	• Arbeitsblatt Nr. 7.5.13: Gelenkte Imagination – Der Zauberteppich
Abschluss der Sitzung (5 Min.)	

7.5.4 Inhaltlicher Ablauf

Eingangsrunde zur aktuellen Befindlichkeit

Wie auch in den Sitzungen zuvor wird den Teilnehmern die Möglichkeit gegeben, ihrem Befinden über eine Metapher oder andere Formen Ausdruck zu verleihen.

Besprechung der Hausaufgabe

Primär dient die Besprechung dieser Hausaufgaben dem Austausch der Teilnehmer darüber, wie es ihnen mit der Beschäftigung des Themas des Genießens ergangen ist. War es einfach oder gab es Hürden oder Hindernisse? Manche Patienten berichten, wie schwer es ihnen gefallen ist, sich bewusst genussvolle Momente zu erlauben, und die Beschäftigung mit dem Thema mit einem schlechten Gewissen einherging; andere erleben es als befreiend, über diese Hausaufgabe eine »Erlaubnis« bekommen zu haben, sich Genuss zugestehen zu dürfen.

Arbeitsmaterialien:
- Arbeitsblätter aus Sitzung 4
- Arbeitsblatt Nr. 7.4.2 Acht Gebote des Genießens
- Übungsblatt Nr. 7.4.1 Genießen im Alltag

Hintergrundinformationen zur Sitzung

Charakteristisch für die Auseinandersetzung mit einer Krebserkrankung ist, dass Patienten in kürzester Zeit oft schnelle Wechsel ihrer Gefühle erleben. Als thematische Einführung in diese Sitzung wird anhand der Arbeitsblätter zunächst das Modell des Belastungskontinuums vorgestellt, wobei den Teilnehmern als zentrale Botschaften vermittelt werden sollte, dass

- das Belastungserleben als ein Kontinuum verstanden wird, was sich im Verlauf der Erkrankung und Behandlung verändern kann.

- dieses Kontinuum von normalen Reaktionen über subklinische Belastungen bis hin zur Ausprägung psychischer Folgestörungen reicht.
- belastende Gefühle wie Angst und Depressivität bei der Mehrzahl der Patienten normale Reaktionen darstellen, aber auch in ihrer subklinischen Ausprägung die Lebensqualität der Betroffenen stark einschränken können.
- psychische Störungen bei Krebspatienten insgesamt in ca. 30 % der Fälle auftreten können und kein Makel sind.

Zugleich sollte vermittelt werden, dass diese Gefühle zwar belastend für die Betroffenen sind, sie zugleich jedoch auch Energie zur Lösung eines Problems bereithalten, konstruktiv genutzt werden können und dann auch befreiend wirken. Die wichtigsten belastenden Gefühle wie Angst und Depressivität können anhand der beigefügten Arbeitsmaterialien im Überblick vorgestellt werden. Am Beispiel der Progredienz- oder Rezidivangst kann aufgezeigt werden, dass die Angst nicht nur negative Aspekte beinhaltet, sondern funktional auch sinnvoll ist.

Arbeitsmaterialien:
- Arbeitsblatt Nr. 7.5.1 Belastungskontinuum
- Arbeitsblatt Nr. 7.5.2 Kontinuum der Depression
- Arbeitsblatt Nr. 7.5.3 Angst bei onkologischen Erkrankungen
- Arbeitsblatt Nr. 7.5.4 Ausdrucksformen der Angst
- Arbeitsblatt Nr. 7.5.5 Progredienz-/Rezidivangst

Cluster zum Thema »Angst«

Auch wenn Krebs heute oft gut behandelbar ist, zeigt die klinische Erfahrung, dass Angst für die meisten Krebspatienten »ein ständiger Begleiter« ist und sich über die verschiedenen Phasen der Krankheit hinweg auf unterschiedliche Problemfelder beziehen kann. Krebspatienten haben Angst vor diagnostischen oder therapeutischen Maßnahmen, vor Schmerzen, Nebenwirkungen der Behandlungen oder auch dem Verlust ihrer Autonomie. Insbesondere »Progredienzangst«, die Angst, dass sich ihre Krankheit weiter ausbreiten könnte, oder die »Rezidivangst«, dass es nach abgeschlossener Behandlung zu einem Rückfall kommen könnte, belasten sehr viele Patienten. Vor diesem Hintergrund soll in dieser Sitzung das belastende Gefühl der »Angst« in den Mittelpunkt gestellt werden.

Als Einstieg wird das Erstellen eines Clusters gewählt, indem der Begriff »Angst« in die Mitte eines quer gelegten weißen Blattes geschrieben und eingekreist wird. Zur Annäherung an die Thematik wird den Teilnehmern das Gedicht »Der Vogel Angst« vorgelesen. Es handelt sich dabei um ein Gedicht von Franz Hohler mit dem Titel »Nach dreißig«, das bereits mit seiner ersten Zeile sehr treffend das Thema benennt. Daraufhin werden die Teilnehmer gebeten, für ca. zehn Minuten ihre individuellen Assoziationen um diesen Kreis herum zu notieren; Fragestellung: Was hat das Gedicht in Ihnen ausgelöst? Anschließend kann jeder diejenigen Assoziationen unterstreichen, die für ihn besonders wichtig und/oder hilfreich sind.

Arbeitsmaterialien:
- Übungsblatt Nr. 7.5.1 Cluster
- Arbeitsblatt Nr. 7.5.6 Der Vogel Angst

Entwicklung von Entlastungsstrategien

Im Anschluss werden die Teilnehmer gebeten, auf der Basis ihrer Assoziationen ein Elfchen zu schreiben. Das Schreiben eines Elfchens folgt den Ausführungen in Sitzung 1 (Abschn. 7.1.4) und in Kapitel 6.4.2.

In der Auswertung haben die Teilnehmer die Möglichkeit, ihre Elfchen vorzulesen und über ihr Erleben zu sprechen. Der Gruppenleiter hat die Aufgabe, mit entsprechenden Fragestellungen immer wieder individuell auf die Ressourcen zu fokussieren, z. B.:
- Was könnte helfen?
- Was hat bereits geholfen?
- Von wem bekommen sie Unterstützung?
- Was wünschen Sie sich konkret?
- Worauf möchten Sie besonders achten?

Die Gruppenleiter sollten im Blick haben, dass je nach biografischem Hintergrund die Möglichkeit besteht, dass durch diese Übung bei den Teilnehmern ggf. frühere Traumata reaktiviert werden. Deshalb sollten sie den jeweiligen Teilnehmern ermöglichen, die Komplexität ihrer Gefühle differenziert wahrzunehmen und sie zum Ausdruck zu bringen (in Worten, Bildern etc.), um in einem nächsten Schritt die Energie dieser Gefühle als Impuls für eine konstruktive Mitgestaltung des Behandlungs- und Verarbeitungsprozesses und des Lebens insgesamt zu nutzen.

Mithilfe des Übungsblattes 7.5.3 »Seelischer Notfallkoffer« und der Arbeitsblätter 7.5.10 und 7.5.11 »Hilfreiche Fragen zum Umgang mit Angst I/II« werden aktive Entlastungsstrategien gemeinsam erarbeitet. Hier wird explizit Bezug genommen auf die individuellen Erfahrungen jedes einzelnen Teilnehmers und damit auch auf die vorhandenen Ressourcen, die unter Umständen nur reaktiviert werden müssen.

Hinweis für die Gruppenleiter

- Während des Austauschs im Plenum ist darauf zu achten, dass die Teilnehmer ungestört über ihr Erleben berichten können, ohne unterbrochen oder bereits mit Lösungsvorschlägen anderer konfrontiert zu werden.
- Immer wieder versichern Teilnehmer, keine Krankengeschichten hören zu wollen, in dieser Sitzung aber trotzdem jede Gelegenheit wahrnehmen, von ihren eigenen Erfahrungen seit Diagnosestellung zu berichten. Darum ist diesbezüglich auf eine Begrenzung zu achten, um die anderen Teilnehmer zu schützen. Beim Ansprechen von Erfahrungen mit Ärzten kann auf die Sitzung 7 hingewiesen werden.

- Im Zusammenhang mit dem Thema Angst kann es – wenn auch selten – vorkommen, dass einzelne Teilnehmer im Sinn einer starken Abwehr (»Angst vor der Angst«) angeben, keine Ängste zu haben. Selbst wenn der Gruppenleiter einen anderen Eindruck gewonnen hat, gilt es, Respekt vor der aktuellen Verarbeitungsstrategie des Teilnehmers zu zeigen und diese Äußerung stehen zu lassen, ohne ihn mit dieser Abwehr der Angst zu konfrontieren. Im Rahmen des Gruppenangebots kann dies nicht bearbeitet werden und dient somit letztendlich der Aufrechterhaltung der psychischen Stabilität des Teilnehmers.

Arbeitsmaterialien:
- Übungsblatt Nr. 7.5.2 Das Elfchen
- Arbeitsblatt Nr. 7.5.10 Hilfreiche Fragen zum Umgang mit Angst I
- Arbeitsblatt Nr. 7.5.11 Hilfreiche Fragen zum Umgang mit Angst II
- Arbeitsblatt Nr. 7.5.12 Umgang mit Angst
- Übungsblatt Nr. 7.5.3 Seelischer Notfallkoffer

Wie im Abschnitt 7.5.1 zum thematischen Hintergrund ausgeführt, können hinsichtlich belastender Gefühle für die einzelnen Teilnehmer sehr unterschiedliche Emotionen im Vordergrund stehen – in Abhängigkeit von der Persönlichkeit, dem Stadium der Behandlung und dem sozialen Kontext. Bei manchen ist eine ausgeprägte Trauer über all das, was ihnen durch die Erkrankung verloren gegangen ist, vorrangig, bei anderen eine Wut auf die Erkrankung. Für andere wiederum ist die Endlichkeit näher herangerückt und mit ihr auch die Angst vor dem Sterben und dem Tod. Jedes Gefühl hat seine Berechtigung, weist auf wichtige Bedürfnisse hin und dient der aktiven Lebensgestaltung. Darum sind in diese Sitzung auch Textanregungen für die Auseinandersetzung mit anderen Gefühlen wie Wut, Trauer sowie Bedrohung durch Sterben und Tod aufgenommen worden. Sie können Anwendung finden, wenn für das Thema »belastende Gefühle« zwei Gruppensitzungen angesetzt werden oder im Einzelsetting individuell mit den Texten gearbeitet werden kann (▶ Kap. 6.5). Das jeweilige Vorgehen folgt dabei dem für das Gedicht »Vogel Angst« oben dargestellten Ablauf.

Fakultativ zu verwendende Arbeitsblätter zu anderen belastenden Gefühlen:
- für die Bearbeitung von Wut Arbeitsblatt Nr. 7.5.7 Manchmal hab ich eine solche Wut
- für die Bearbeitung von Trauer Arbeitsblatt Nr. 7.5.8 Die zwei Kammern
- für die Bearbeitung von Tod Arbeitsblatt Nr. 7.5.9 Der Tod und der Gänsehirt

Hausaufgabe

Die Teilnehmer werden gebeten, bis zur nächsten Sitzung auf Situationen zu achten, in denen ein belastendes Gefühl entsteht und sie für sich zufriedenstellend damit umgehen. Als Hausaufgabe sollen diese Situationen notiert und das ausgefüllte Übungsblatt zur Besprechung in die nächste Sitzung mitgebracht werden.

Arbeitsmaterialien:

- Übungsblatt Nr. 7.5.4 Situationen, in denen belastende Gefühle auftauchen

Gelenkte Imagination: Der Zauberteppich

Da das Thema und die Auseinandersetzung mit belastenden Gefühlen eine gewisse Schwere in sich bergen, wird als Ausklang eine gelenkte Imaginationsübung eingesetzt, die den Teilnehmern ermöglicht, eine entlastende Außenperspektive einzunehmen, mit dem »Blick von oben« Abstand zu belastenden Gedanken zu gewinnen und sich Erleichterung zu verschaffen.

Arbeitsmaterialien:

- Arbeitsblatt Nr. 7.5.13 Gelenkte Imagination – Der Zauberteppich

Abschluss der Sitzung

Aufgrund der Thematik dieser Sitzung können die Teilnehmer nach der gelenkten Imagination noch starke Gefühle mit unterschiedlichen Valenzen erleben, sodass der Gruppenleiter denjenigen Teilnehmern, die das Bedürfnis haben, sich mitzuteilen, die Gelegenheit dazu geben sollte, ohne dass das jedoch in der Gruppe noch viel Raum einnimmt. Es kann vom Gruppenleiter angeboten werden, nach Abschluss der Gruppe im Bedarfsfall auf einzelne Personen noch separat einzugehen.

Arbeitsmaterialien

Sitzung 5

Thema: Umgang mit belastenden Gefühlen

Arbeitsblatt Nr. 7.5.1: Belastungskontinuum

Belastungskontinuum

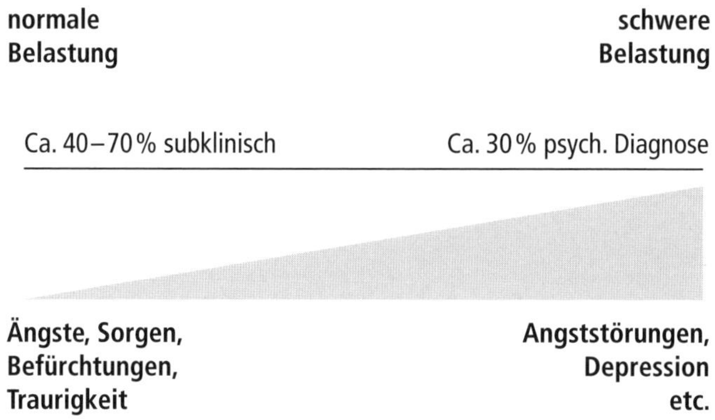

Arbeitsblatt Nr. 7.5.2:
Kontinuum der Depression

Das Kontinuum der Depression – Von der Traurigkeit zu affektiven Störungen bei Krebserkrankungen

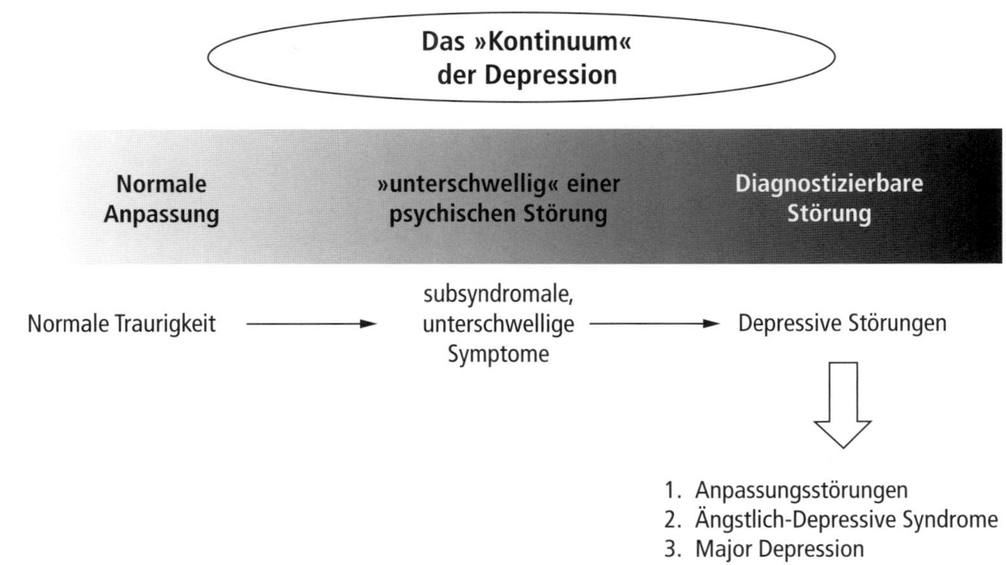

Arbeitsblatt Nr. 7.5.3: Angst bei onkologischen Erkrankungen

Angst bei onkologischen Erkrankungen

- Angst ist ein ständiger Begleiter.
- Ein großer Teil der Angst ist eine »Realangst«.
- Angst ist ein intensiver, unangenehmer emotionaler Zustand der Verzweiflung, emotionalen Labilität und Besorgnis.
- Angst ist Ausdruck des Gefühls der Bedrohung (Leiden, Wehrlosigkeit, Abhängigkeit, Sterben, Tod).
- Angst hat auch eine sinnvolle Kontrollfunktion (erhöhte Wachsamkeit gegenüber körperlichen Symptomen)!

Arbeitsblatt Nr. 7.5.4: Ausdruckformen der Angst

Ausdrucksformen der Angst

Angst ist ein vielschichtiger Vorgang und zeigt sich auf verschiedenen Ebenen:

- Körperreaktionen
- Gefühle
- Gedanken
- Verhalten

Arbeitsblatt Nr. 7.5.5: Progredienz-/Rezidivangst

Progredienzangst/Rezidivangst

- Progredienzangst/Rezidivangst bezeichnet die Angst oder Sorge, dass die Krebserkrankung wieder auftritt, voranschreitet oder Metastasen bildet.
- Es handelt sich um eine reale, bewusst wahrgenommene Furcht, die aus der realen Erfahrung einer schweren potenziell lebensbedrohlichen oder zur Behinderung führenden Erkrankung und ihrer Behandlung entsteht und biopsychosoziale Konsequenzen nach sich zieht.

(nach Crist & Grunfeld 2013; Waadt et al. 2011)

**Übungsblatt Nr. 7.5.1:
Cluster**

Welche belastenden Gefühle bewegen Sie in Ihrer aktuellen Lebenssituation besonders?

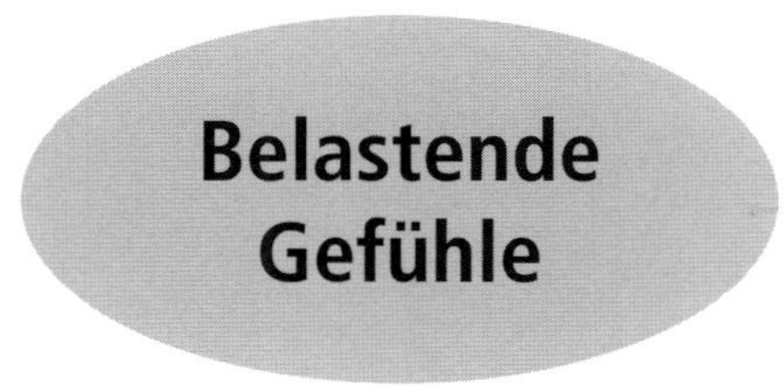

Arbeitsblatt Nr. 7.5.6: Der Vogel Angst

Nach dreißig

Der Vogel Angst
hat sich ein Nest gebaut
in meinem Innern

und sitzt nun manchmal da
und manchmal ist er lange weg

oft kommt er nur für einen Augenblick
und fliegt gleich wieder weiter

dann aber gibt es Zeiten
da hockt er tagelang da drin
mit seinem spitzen Schnabel

und rührt sich nicht
und brütet seine Eier aus.

Franz Hohler (2002, S. 10)

Arbeitsblatt Nr. 7.5.7: Manchmal hab ich eine solche Wut

Manchmal hab ich eine solche Wut …

Manchmal hab ich eine solche Wut
Dass es für keinen gut ist bei mir zu sein
Grad dann bin ich nicht gern allein
Denn wie bring ich meine Wut los

Das versteht jeder
Denn jeder hat schon einmal eine Wut gehabt
Und manche haben auch verstanden
Dass einer mit seiner Wut nicht gern allein ist

Die sind rasch weggegangen
Oder sie sind bei ihm geblieben
Vielleicht weil sie ihn lieben
Aber sicher um ihm zu helfen
(manche sind dabei draufgegangen)

Ernst Jandl (2012, S. 92)

Arbeitsblatt Nr. 7.5.8:
Die zwei Kammern

Die zwei Kammern

Eines Tages begegnete ich einer alten Frau.
Ihr Gesicht hatte Furchen, kreuz und quer.
Über ihren Augen zogen sich traurige Linien zusammen,
aber in ihren alten Wangen waren die Grübchen ihres Lachens geblieben.
Sie schaute mich an und sagte: »In deinem Gesicht ist lauter Trauer,
deine Augen sind ohne Glanz, und dein Mund ist hart geworden.«
»Ich bin in Trauer«, sagte ich entschuldigend.
Da sagte die alte Frau: »Richte in deinem Herzen zwei Kammern ein,
eine für die Freude und eine für die Trauer.
Kommt Trauer über dich, dann öffne die Kammer der Trauer.
Kommt aber Freude über dich, dann öffne die Kammer der Freude.«

Charlotte Knöpfli-Widmer (1994, S. 27)

Arbeitsblatt Nr. 7.5.9: Der Tod und der Gänsehirt

Der Tod und der Gänsehirt

Einmal kam der Tod über den Fluss, wo die Welt beginnt. Dort lebte ein armer Hirt, der eine Herde weißer Gänse hütete. »Du weißt, wer ich bin, Kamerad?«, fragte der Tod. »Ich weiß, du bist der Tod, ich habe dich auf der anderen Seite hinter dem Fluss oft gesehen.«
»Du weißt, dass ich hier bin, um dich zu holen und dich mitzunehmen auf die andere Seite des Flusses?«
»Ich weiß, aber das wird noch lange sein.«
»Oder wird nicht lange sein, sag, fürchtest du dich nicht?«
»Nein«, sagte der Hirt. »Ich habe immer über den Fluss geschaut, seit ich hier bin, ich weiß wie es dort ist.«
»Gibt es nichts, was du mitnehmen möchtest?« »Nichts, denn ich habe nichts.«
»Nichts, worauf du hier noch wartest?«
»Nichts, denn ich warte auf nichts.«
»Dann werde ich jetzt weiter gehen und dich auf dem Rückweg holen. Brauchst du noch etwas, wünschst du dir noch was?«
»Brauche nichts, hab alles«, sagte der Hirt. »Ich habe eine Hose, ein Hemd und ein Paar Winterschuhe und eine Mütze. Ich kann Flöte spielen, dass macht lustig. Meine Gänse verstehen nicht viel von Musik.«
Als dann der Tod nach langer Zeit wiederkam, gingen viele hinter ihm her, die er mitgebracht hatte, um sie über den Fluss zu führen. Da war ein Reicher dabei, ein Geizhals, der zeit seines Lebens wertvolles und wertloses Zeug an sich gerafft hatte.
Klamotten auch Gold und Aktien und fünf Häuser mit etlichen Etagen. Der Mann jammerte und zeterte: »Noch fünf Jahre, nur noch fünf Jahre hätte ich gebraucht und ich hätte noch fünf Häuser mehr gehabt. So ein Unglück, so ein Unglück verfluchtes!« Das war schlimm für ihn.
Ein Rennfahrer war unter ihnen, der zeit seines Lebens trainiert hatte, um den großen Preis zu gewinnen. Fünf Minuten hätte er noch gebraucht bis zum Sieg. Da erwischte ihn der Tod.
Ein Berühmter war dabei, dem ein Orden gefehlt hatte, nur ein einziger Orden, für den er Jahre aufgewendet hatte, da holte ihn der Bruder Tod. Das war schlimm für ihn.
Dann war da ein junger Mensch, der hatte an seiner Braut gehangen, denn sie waren ein Liebespaar gewesen und keiner konnte ohne den anderen leben.
Ein schönes Fräulein war dabei mit langen Haaren. Und viele Reiche, die jetzt nichts mehr besaßen, was sie gerne hätten haben wollen.
Ein alter Mann war freiwillig mitgegangen, aber auch er war nicht froh, denn siebzig Jahre waren vergangen, ohne dass er das bekommen hatte, was er hatte haben wollen.
Schlimm für sie alle.
Als sie an den Fluss kamen, wo die Welt aufhört, saß dort der Hirt, und als der Tod ihm die Hand auf die Schulter legte, stand er auf, ging über den Fluss, als wäre nichts. Und die andere Seite hinter dem Fluss war ihm nicht fremd. Er hatte Zeit genug gehabt hinüberzuschauen, er kannte sich hier aus, und die Töne waren da, die er immer auf der Flöte gespielt hatte. Er war sehr fröhlich. Das war sehr schön für ihn.
Was mit den Gänsen geschah? Ein neuer Hirt kam.

Janosch (1989, S. 238 f.)

Übungsblatt Nr. 7.5.2:
Das Elfchen

Das Elfchen

Das Elfchen ist eine moderne literarische Kurzform und besteht aus elf Wörtern, die sich wie folgt auf fünf Zeilen verteilen:

1. Zeile: ein Wort
2. Zeile: zwei Wörter
3. Zeile: drei Wörter
4. Zeile: vier Wörter
5. Zeile: ein Wort

Arbeitsblatt Nr. 7.5.10: Hilfreiche Fragen zum Umgang mit Angst I

Hilfreiche Fragen zum Umgang mit Angst I

- Was genau befürchte ich?
- Was kann ich jetzt tun, damit das, was ich befürchte, nicht passiert?
- Was kann ich tun, wenn das, was ich befürchte, passiert?
- Was würde ich tun, wenn das, was ich befürchte, passiert bzw. sich abzeichnet, dass es passieren wird?
- Wenn das, was ich befürchte, passieren würde, hätte das einen Einfluss auf mein jetziges Leben (würde ich etwas anders machen)?
- Wie realistisch ist das, was ich befürchte?

Arbeitsblatt Nr. 7.5.11: Hilfreiche Fragen zum Umgang mit Angst II

Hilfreiche Fragen zum Umgang mit Angst II

Realitätsprüfung
- Wie wahrscheinlich ist ein Rezidiv?
- Steht die Zeit, die ich mit Grübeln verbringe, im Verhältnis zum Risiko des Rezidivs?

Alternativen prüfen
- Kann es auch alternative Verläufe geben?
- Warum nicht die beste Prognose annehmen?

Dekatastrophisieren
- Was ist das Schlimmste, das eintreten kann?

Arbeitsblatt Nr. 7.5.12: Umgang mit Angst

Umgang mit Angst

- Sprechen Sie Ihr Befinden und Ihre Stimmungsveränderungen an.
- Lassen Sie andere Menschen wissen, wie Sie sich fühlen, und teilen Sie Ihre Ängste, Ihre Gefühle, Ihre Befürchtungen denjenigen Menschen mit, die Ihnen am nächsten stehen.
- Prüfen Sie, was Sie eventuell dran hindert, Ihre Stimmungen, Gedanken und Befürchtungen anderen mitzuteilen.
- Schildern Sie auch Ihrem Arzt gegenüber, wie Sie sich seelisch fühlen und wovor Sie Angst haben, damit frühzeitig erkannt werden kann, ob Sie spezielle Hilfe brauchen.

Übungsblatt Nr. 7.5.3: Seelischer Notfallkoffer

Seelischer Notfallkoffer

So wie es einen medizinischen Notfallkoffer gibt, kann man sich für psychische Krisen einen »seelischen Notfallkoffer« zusammenstellen.
Notieren Sie zunächst alles, was Ihnen früher (als Kind, Jugendlicher ...) und natürlich auch als Erwachsener gutgetan hat, wenn es Ihnen schlecht ging, und was jetzt in belastenden Situationen für Sie hilfreich ist.
Achten Sie darauf, dass alle fünf Sinne berücksichtigt werden (Augen, Ohren, Nase, Mund, Haut):

- Bilder, die Sie gerne anschauen (Fotos von Menschen oder Landschaften, Haustieren oder Bilder von Künstlern)
- Bücher, Zeitschriften, Hörbücher, Filme (DVDs)
- Musik, die Sie gerne hören, gelenkte Imaginationen (CDs), Podcasts
- Düfte, die Sie gerne riechen (Aromaöl, Parfum, Creme etc.)
- Dinge, die Sie gerne berühren oder anfassen (Handschmeichler, Tücher, Kissen, Kuscheltier, Steine, Muscheln etc.)
- Kleinigkeiten, die Sie gerne essen oder trinken

Schreiben Sie außerdem alles auf, was Sie gerne tun (z. B. lesen, Brief oder Tagebuch schreiben, spazieren gehen, singen, tanzen).
Prüfen Sie, was jetzt für Sie besonders hilfreich sein könnte, und berücksichtigen Sie dabei Ihre aktuellen Leistungsgrenzen.
Besonders wirksam ist es, wenn Sie mehrere Utensilien in einen Notfallkoffer packen, sodass Sie in fremder Umgebung (Klinik, Arztpraxis etc.) diese hilfreichen Dinge bei sich haben und sie benutzen können.

(in Anlehnung an Reddemann 2003, S. 28)

Übungsblatt Nr. 7.5.4:
Situationen, in denen belastende Gefühle auftauchen

Situationen, in denen belastende Gefühle auftauchen

- ______
- ______
- ______
- ______
- ______
- ______
- ______
- ______

Arbeitsblatt Nr. 7.5.13: Gelenkte Imagination – Der Zauberteppich

Gelenkte Imagination: Der Zauberteppich

Finden Sie eine Position im Liegen oder Sitzen, in der Sie sich wohlfühlen. Prüfen Sie, ob Sie es bequem haben … Wenn Sie mögen, können Sie die Augen schließen …
Achten Sie auf Geräusche, die Sie wahrnehmen …
Richten Sie dann Ihre Aufmerksamkeit und Wahrnehmung ganz auf Ihren Körper …
Nehmen Sie zunächst Ihren Körper als Ganzes wahr, achten Sie darauf, wie Sie gerade daliegen oder sitzen … Achten Sie auf Ihre Atmung, auf den Wechsel zwischen Ein- und wieder Ausatmen … Einfach wahrnehmen, so wie es im Moment ist … Sie brauchen nichts zu verändern …
Richten Sie Ihre Aufmerksamkeit nun auf Ihre Füße …
Wandern Sie nun mit Ihrer Aufmerksamkeit zu Ihren Beinen … Spüren Sie, wie Ihre Beine daliegen … wo Sie Kontakt zur Unterlage haben …
Kommen Sie dann mit Ihrer Aufmerksamkeit zu Ihrem Rücken … Spüren Sie, wo Sie mit Ihrem Rücken Kontakt zur Unterlage oder zur Lehne vom Stuhl haben. Einfach wahrnehmen …
Wandern Sie dann mit Ihrer Aufmerksamkeit zu Ihrem Bauch. Spüren Sie, wie sich ihre Bauchdecke bei jedem Einatmen ein wenig hebt … und beim Ausatmen wieder senkt … Vielleicht können Sie bei jedem Ausatmen ein wenig mehr loslassen …
Lenken Sie Ihre Aufmerksamkeit dann zu Ihren Händen und Armen … Spüren Sie, wie Ihre Hände und Ihre Arme daliegen …
Und nun Ihre Schultern … Spüren Sie, wie sich Ihre Schultern gerade anfühlen …
Wandern Sie mit Ihrer Wahrnehmung dann weiter zu Ihrem Nacken und zu Ihrem Hinterkopf … Spüren Sie, an welchen Stellen Ihr Nacken – oder auch Ihr Kopf – gestützt wird …
Achten Sie auf Ihr Gesicht … Wie fühlt sich Ihre Stirn im Moment an … und wie die Augen? …
Wie ist es mit Ihrem Mund und dem Kiefer? Und wenn Gedanken kommen, lassen Sie sie kommen und gehen, so wie Wolken am Himmel kommen und weiterziehen …
Nun stellen Sie sich vor, es ist ein schöner Frühlingstag und Sie sind draußen in der Natur. Die Sonne scheint und wärmt Sie und Sie spüren innere Ruhe und Wohlbehagen …
Stellen Sie sich vor, Sie liegen auf einem Zauberteppich, auf dem Sie überall hinreisen können, wohin Sie auch immer möchten. Lassen Sie sich Zeit, sich vorzustellen, wie der Teppich aussehen soll, einfarbig oder gemustert, schauen Sie, welches Material Ihnen gefällt und gestalten Sie den Teppich so, dass Sie es sicher und bequem haben …
Niemand lenkt Sie ab oder stellt irgendwelche Forderungen.
Sie können noch tiefer in den Zustand der Entspannung gleiten und das Empfinden völliger Ruhe und Heiterkeit genießen …
Sie können sich einem Gefühl des Schwebens anvertrauen …
Langsam hebt sich Ihr Zauberteppich vom Boden ab und geht auf die Reise …
Sie fühlen sich ganz sicher …
Sie genießen das Gleiten des Teppichs …
Sie können Ihren fliegenden Teppich mit Ihren Wünschen und Gedanken steuern und so hoch fliegen, wie Sie möchten …
Sie können Geschwindigkeit und Höhe Ihres Zauberteppichs immer selbst kontrollieren …

Wenn Sie wollen, können Sie hinabschauen. Sie können sich umsehen, Wolken und Himmel betrachten und dabei völlig ruhig und entspannt bleiben …
Es steht Ihnen frei, überallhin zu fliegen, wohin immer Sie möchten …
Wenn Ihnen danach zumute ist, können Sie auch experimentieren, manchmal schneller und manchmal langsamer zu fliegen, manchmal nach oben zu steigen und dann wieder hinab zu sinken …
Vielleicht möchten Sie irgendeinen exotischen Platz besuchen oder Sie möchten Ihre alltägliche Umgebung aus einer anderen Perspektive sehen …
Bestimmen Sie den Flug Ihres Zauberteppichs selbst …
Spüren Sie die warme Luft, die sanft um Sie herum fließt, auch wenn Sie einmal sehr schnell fliegen sollten …
Und die warmen Sonnenstrahlen geben Ihnen eine angenehme Massage …
Sie können Ihre alltäglichen Sorgen und Gedanken zurücklassen, mit Ihrem Zauberteppich fliegen Sie frei wie ein Vogel …
Stellen Sie sich langsam darauf ein, diese Fantasiereise allmählich zu beenden, die Augen bleiben noch geschlossen.
Lassen Sie Ihren Zauberteppich langsam hinabsinken und bewahren Sie die Gefühle von Ruhe und Entspannung …
Wenn der Teppich wieder gelandet ist, verabschieden Sie sich von ihm und vielleicht mögen Sie sich für einen späteren Flug bereits verabreden …
Atmen Sie tief ein und aus, fangen Sie langsam an, sich zu bewegen, und während Sie langsam weiteratmen, strecken und recken Sie sich. Öffnen Sie langsam die Augen und kommen Sie mit Ihrer Aufmerksamkeit hierher zurück.
Lassen Sie sich Zeit, wieder in der Gegenwart anzukommen.

(in Anlehnung an Vopel 1994, S. 34 ff.)

7.6 Sitzung 6: Kontakt zu nahestehenden Personen

7.6.1 Thematischer Hintergrund

Das Leben einer Familie, eines Paares oder die Beziehungen zu nahestehenden Personen können sich durch eine Krebserkrankung nachhaltig verändern, da eine Krebserkrankung auch das gesamte soziale Umfeld betrifft. Oft ist die Erkrankung für die nahestehenden Menschen genauso belastend, teilweise sogar belastender als für den Betroffenen selbst. Dafür hat sich der Begriff »We-Disease« etabliert, was so viel bedeutet wie die Krankheit wird als ein gemeinsames Problem des Paares, der Familie oder sonstiger nahestehender Personen gesehen. Beide Seiten leiden, aber haben – wie uns die Betrachtung der Krankheitsverarbeitung unter systemischer oder sozialer Perspektive gezeigt hat – auch Ressourcen und können somit gemeinsam zur Verarbeitung und erfolgreichen Bewältigung beitragen. Wechselseitige Unterstützung und gemeinsame Verarbeitung sind effektiver und für beide Seiten hilfreicher als einseitige Unterstützung durch den Partner oder Angehörigen. Hierbei kommt der Kommunikation eine zentrale Rolle zu. Nahestehende Personen sind oft zusätzlich mit ihrer Ohnmacht konfrontiert und dem subjektiven Erleben, nicht genug helfen zu können. Sie unterschätzen dabei, dass schon allein ihre Präsenz und die vielen kleinen unterstützenden Handreichungen vom Patienten als hilfreich erlebt werden. Angehörige nehmen sich oft in ihren Bedürfnissen zurück und fühlen sich gleichzeitig bei der Alltagsbewältigung überfordert. Trotzdem werden häufig die eigenen Sorgen, Ängste und Bedürfnisse zurückgestellt und Konflikte nicht angesprochen. Nicht selten ist die Kommunikation geprägt durch eine Haltung des »sich gegenseitigen Schützens«. Eine solche Zurückhaltung wird wechselseitig wahrgenommen und oft falsch interpretiert. Daher ist es durchaus wichtig, das eigene Befinden auszudrücken und Sorgen, Probleme und Konflikte offen anzusprechen, um so irreführende Vermutungen und Befürchtungen frühzeitig zu unterbinden. Eine offene Kommunikation fördert das Verständnis für die andere Person sowie die Akzeptanz von Unterschieden, schafft dadurch die Voraussetzung für ein besseres gegenseitiges Verständnis und führt schließlich zu einer gemeinsamen Anpassung an die veränderte Lebenssituation sowie zur Überwindung der Erkrankung.

7.6.2 Zielsetzung

Zielsetzung dieser Sitzung ist, die soziale Unterstützung im Kontext der Krebserkrankung zu klären und die Chancen, aber auch die Schwierigkeiten im Zusammenhang mit nahestehenden Personen zu verdeutlichen. Hierbei sollen eigene Erwartungen hinsichtlich ihrer Erfüllbarkeit kritisch überprüft sowie angemessene Kommunikationsstrategien und Verhaltensweisen erarbeitet werden.

7.6.3 Sitzung 6 im tabellarischen Überblick

Programmelemente (ungefähre Zeitangaben)	**Arbeitsmaterialien**
Eingangsrunde zur aktuellen Befindlichkeit (ca. 10 Min.)	
Besprechung der Hausaufgabe aus Sitzung 5 (15 Min.)	• Übungsblatt Nr. 7.5.4: Situationen, in denen belastende Gefühle auftauchen
Thematischer Hintergrund (10 Min.)	• Arbeitsblatt Nr. 7.6.1: Krankheitsverarbeitung im systemischen Kontext • Arbeitsblatt Nr. 7.6.2: Gleichgewicht in Partnerschaft und Familie • Arbeitsblatt Nr. 7.6.3: Destabilisierung des Systems Familie und Partnerschaft • Arbeitsblatt Nr. 7.6.4: Das Vier-Ohren-Modell
Erstellen eines Kontaktdiagramms Erklärung (10 Min.) Durchführung (40 Min.)	• Übungsblatt Nr. 7.6.1: Kontaktdiagramm • Übungsblatt Nr. 7.6.2: Cluster zum Kontaktdiagramm • Übungsblatt Nr. 7.6.3: Fragen zum Kontaktdiagramm • Gesprächsrunde • Rollenspiele • Arbeitsblatt Nr. 7.6.5: Selbstfürsorge
Hausaufgabe (15 Min.)	• Arbeitsblatt Nr. 7.6.6: Verschiedenes Bedürfen • Übungsblatt Nr. 7.6.4: Wunschbrief schreiben I • Übungsblatt Nr. 7.6.5: Wunschbrief schreiben II
Durchführung der gelenkten Imagination (15–20 Min.)	• Arbeitsblatt Nr. 7.6.7: Gelenkte Imagination – Meeresküste
Abschluss der Sitzung (ca. 5 Min.)	

7.6.4 Inhaltlicher Ablauf

Eingangsrunde zur aktuellen Befindlichkeit

Die wiederkehrende Eingangsrunde folgt den Hinweisen, wie in Kapitel 6.3.1 beschrieben, und weist in dieser Sitzung keine Besonderheiten auf.

Hintergrundinformationen zur Sitzung

Mithilfe der Arbeitsblätter wird die Bedeutung der Partnerschaft bzw. der nahestehenden Personen für eine erfolgreiche Krankheitsbewältigung dargelegt und aufgezeigt, dass die Verarbeitung einer Krebserkrankung und deren erfolgreiche Überwindung durch gemeinsame dyadische Strategien besser gelingen können. Viele Menschen tun sich schwer in der Kommunikation mit ihren Partnern oder Angehörigen, auch unabhängig von ihrer Erkrankung. Sie wissen nicht, wie sie ihre Wünsche ausdrücken sollen. In der Folge kommt es zu Missverständnissen, Enttäuschungen bis hin zur Sprachlosigkeit. Für das Gelingen einer tragfähigen Beziehung ist eine klare und offene Kommunikation ein wesentlicher Faktor für eine erfolgreiche Gestaltung. Das Vier-Ohren-Modell von Schulz von Thun (2011) ist durch seine einfache und didaktisch gut aufbereitete Form ideal geeignet, um die Bedeutung der Kommunikation auf der Basis der Kommunikationstheorie zu vermitteln. Es eignet sich im Einzel- wie auch Gruppensetting zur Besprechung individueller Kommunikationssituationen. Das Sich-bewusst-Machen der vier Aspekte (Sachaspekt, Beziehungsaspekt, Appellaspekt, Selbstoffenbarungsaspekt), die jede zwischenmenschliche Botschaft enthält, eröffnet konstruktive Möglichkeiten, die eigene Kommunikation zu modifizieren.

Arbeitsmaterialien:
- Arbeitsblatt Nr. 7.6.1 Krankheitsverarbeitung im systemischen Kontext
- Arbeitsblatt Nr. 7.6.2 Gleichgewicht in Partnerschaft und Familie
- Arbeitsblatt Nr. 7.6.3 Destabilisierung des Systems Familie und Partnerschaft
- Arbeitsblatt Nr. 7.6.4 Das Vier-Ohren-Modell

Kontaktdiagramm

Die Teilnehmer werden gebeten, jeder für sich mithilfe der bereits beschriebenen Clustertechnik (▸ Kap. 6.4.1) ein Kontaktdiagramm zu erstellen. Die Besprechung des Kontaktdiagramms erfolgt im Plenum anhand folgender Fragen:
- Wer steht mir nah?
- Mit wem möchte ich mehr Kontakt?
- Was tut mir in den Kontakten gut?
- Mit wem möchte ich weniger Kontakt?
- Wie kann ich das regulieren oder mich abgrenzen?

Arbeitsmaterialien:
- Übungsblatt Nr. 7.6.1 Kontaktdiagramm
- Übungsblatt Nr. 7.6.2 Cluster zum Kontaktdiagramm
- Übungsblatt Nr. 7.6.3 Fragen zum Kontaktdiagramm

Die gemeinsame Bearbeitung des erstellten Kontaktdiagramms kann in Form einer ressourcenorientierten Gesprächsrunde geschehen. In diesem geschützten Rahmen können die Teilnehmer anhand ihres Kontaktdiagramms ihr soziales Umfeld kritisch betrachten und abwägen, welche Personen ihrer momentanen Bedürfnislage entsprechen und welche ihnen weniger guttun. Sehr häufig berichten Patienten, dass sich ihr Freundes- und Bekanntenkreis im Zuge der Erkrankung verändert hat, dass Menschen, die früher zu ihrem engen Umfeld gehört hatten, jetzt mit der Situation schlecht umgehen können, und andere, zu denen früher keine größere Nähe bestand, jetzt näher gerückt sind.

Die Gesprächsrunde kann mit der Frage eröffnet werden, wer von den Teilnehmern sein Kontaktdiagramm vorstellen und auf welche der oben genannten Fragen er sich gerne konzentrieren möchte. Sehr häufig geht es den Teilnehmern dabei um diejenigen Personen, mit denen sie gerne intensiver oder häufiger Kontakt hätten (oft zu Partnern oder auch zu Freunden), oder um nahestehende Personen, zu denen sie den Kontakt lieber etwas begrenzen würden (das kann die Mutter oder die Schwester sein, die täglich anruft). Oft geht es darum, zu lernen, Bedürfnisse oder Wünsche zu äußern oder sich abzugrenzen. Kleine Rollenspielsequenzen von wenigen Minuten können die Lernerfahrung vertiefen. Um die Schwelle für ein Rollenspiel niedrig zu halten, kann der Gruppenleiter anbieten, selbst eine Rolle zu übernehmen. Auch profitieren die Teilnehmer von konkreten Fragen, die auf eine Lösungsebene führen, wie beispielsweise: »Was möchten Sie in Zukunft tun, damit es Ihnen besser geht?«

Es gibt immer wieder Teilnehmer, die ihre Aufzeichnungen nicht in der Gruppe vortragen möchten und sich wenig aktiv beteiligen. Dies kann der Gruppenleiter respektieren, sofern er nicht den Eindruck hat, dass einzelne Teilnehmer eine freundliche Aufforderung als Hilfestellung benötigen. In jedem Fall profitieren auch eher passive Teilnehmer von der Gruppenarbeit, da sie mithilfe der Schilderungen der anderen Teilnehmer einen Transfer zu ihren eigenen Problemstellungen herstellen können.

In einem nächsten Schritt wird den Teilnehmern anhand eines Textes erläutert, dass eine gute Beziehungsgestaltung zu anderen voraussetzt, dass sie sich selbst und ihre eigenen Bedürfnisse wahrnehmen und für sich selbst sorgen können. Um das zu vermitteln, wird den Teilnehmern das Arbeitsblatt 7.6.5 »Selbstfürsorge« vorgelesen und erklärt, was Selbstakzeptanz, Selbstfürsorge und Selbstmitgefühl bedeuten und wie der Einzelne diese Aspekte wahrnehmen und pflegen kann. Selbstfürsorge, wie sie hier beschrieben wird, fördert eine positive Beziehung zu sich selbst und ist die Voraussetzung für eine konstruktive Beziehungsgestaltung zu anderen.

Arbeitsmaterialien:
- Arbeitsblatt Nr. 7.6.5 Selbstfürsorge

Hausaufgabe

Zur Einstimmung auf die Hausaufgaben kann der Text von Ernst Bloch »Verschiedenes Bedürfen« vorgelesen werden. Es wird der Hinweis gegeben, dass diese Parabel sehr schön veranschaulicht, wie unterschiedlich die Bedürfnisse von Menschen sein können, die sich gut kennen und mögen. Die Botschaft dieses Textes ist ein Plädoyer für eine offene Kommunikation.

Danach werden die Teilnehmer gebeten, als Hausaufgabe einen Wunschbrief zu schreiben. Ziel des Wunschbriefes ist es, für eine gute gemeinsame Zukunft mit der in diesem Brief adressierten Person (Partnerin oder Partner, Freundin oder Freund, sonstige enge Bezugsperson) zu sorgen. Voraussetzungen dafür, dass das gelingen kann, sind die Klärung, Transparenz und wechselseitige Akzeptanz der jeweiligen Bedürfnisse. Darüber hinaus kann die Anregung gegeben werden, dass auch die im Wunschbrief adressierte Person ihrerseits einen Wunschbrief an den Gruppenteilnehmer richten kann.

Folgende Hinweise für den späteren Austausch über die jeweils erstellten Wunschbriefe können für die Teilnehmer hilfreich sein:
- »Bevor Sie Ihren Brief an den anderen (Partnerin oder Partner, Freundin oder Freund, sonstige enge Bezugsperson) übergeben, prüfen Sie, ob Sie auch keine Vorwürfe gemacht haben.
- Wenn Sie den Brief des anderen erhalten, achten Sie beim Lesen auf Ihre Empfindungen und entscheiden Sie, welche Wünsche Sie erfüllen möchten und welche nicht.«

Bei der gemeinsamen Besprechung teilen Sie sich gegenseitig Ihre Entscheidungen mit oder handeln Kompromisse aus. Es geht in diesem Gespräch nicht um die Diskussion der Daseinsberechtigung von Wünschen, sondern darum, ob die Adressaten auf die Wünsche eingehen wollen oder nicht.
Für die Bearbeitung der Hausaufgabe wäre bei Bedarf noch zu ergänzen, dass diese Übung nicht geeignet ist, eine problematische Beziehungsgeschichte aufzuarbeiten, da eine solche Klärung nur im Rahmen einer Einzelpsychotherapie oder Paartherapie erfolgen kann.

Arbeitsmaterialien:
- Arbeitsblatt Nr. 7.6.6 Verschiedenes Bedürfen
- Übungsblatt Nr. 7.6.4 Wunschbrief schreiben I
- Übungsblatt Nr. 7.6.5 Wunschbrief schreiben II

Gelenkte Imagination: Meeresküste

Die Vorstellung, am Meer entlangzugehen, kann eine Haltung zur guten Selbstfürsorge unterstützen und vertiefen. Ein Spaziergang am Meer bietet die Gelegenheit, sich auf sich selbst zu konzentrieren und sich der eigenen Ressourcen bewusst zu werden.

Arbeitsmaterialien:

- Arbeitsblatt Nr. 7.6.7 Gelenkte Imagination – Meeresküste

Abschluss der Sitzung

Es kann sein, dass bei einigen Teilnehmern zum Ende dieser Sitzung immer noch die Arbeit mit ihrem Kontaktdiagramm und die dazugehörige Hausaufgabe nachklingen. Darum sollte ihnen die Möglichkeit gegeben werden, offene Fragen oder »Reste« auch noch nach der Sitzung beim Gruppenleiter anzusprechen.

Arbeitsmaterialien

Sitzung 6

Thema: Kontakt zu nahestehenden Personen

Arbeitsblatt Nr. 7.6.1:
Krankheitsverarbeitung im systemischen Kontext

Krankheitsverarbeitung im systemischen Kontext

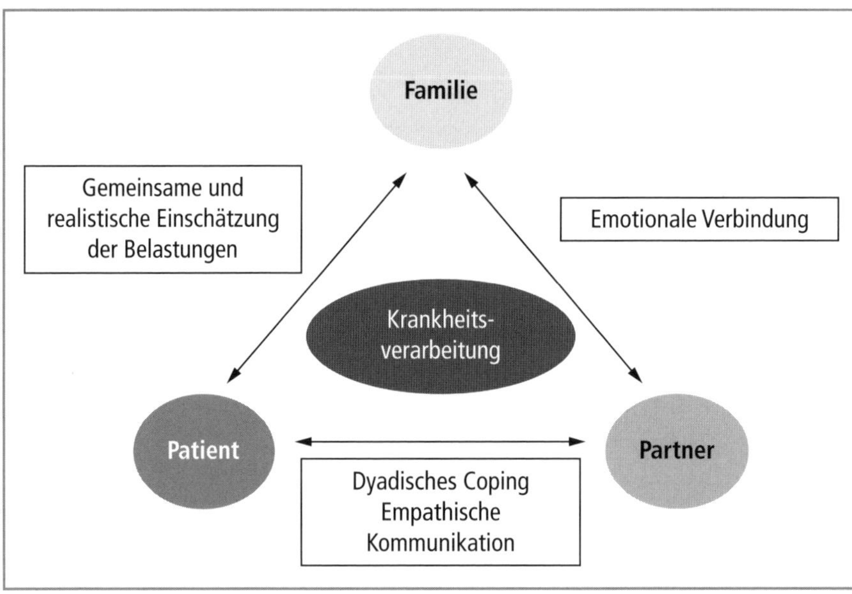

Arbeitsblatt Nr. 7.6.2: Gleichgewicht in Partnerschaft/Familie

Gleichgewicht in Partnerschaft/Familie

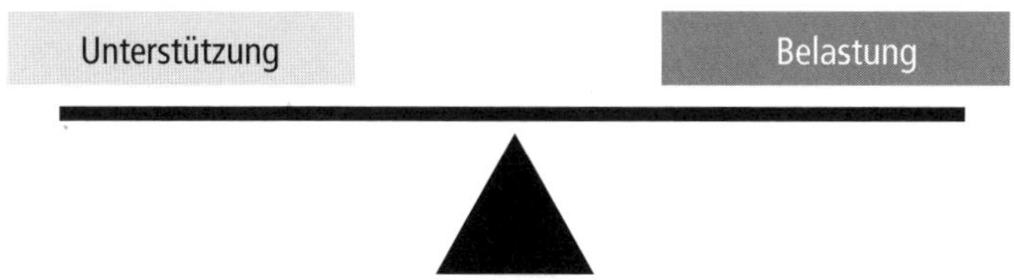

- Gute Partnerschaften/Familien können alltägliche Belastungen ausgleichen
- Partner und Familienmitglieder können sich auf stabiles Gleichgewicht verlassen

Arbeitsblatt Nr. 7.6.3: Destabilisierung des Systems Familie und Partnerschaft

Destabilisierung des Systems Familie und Partnerschaft

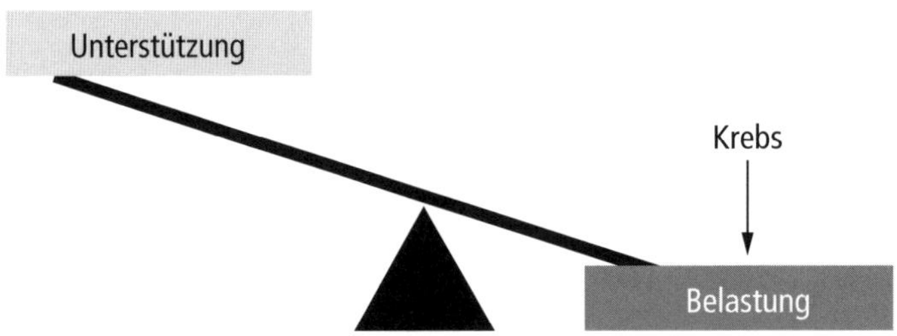

- Das partnerschaftliche/familiäre Gleichgewicht wird erschüttert!
- Eine Tumorerkrankung ist eine enorme Belastung für die ganze Familie!
- Probleme sind zu erwarten und normal!

Arbeitsblatt Nr. 7.6.4:
Das Vier-Ohren-Modell

Das Vier-Ohren-Modell

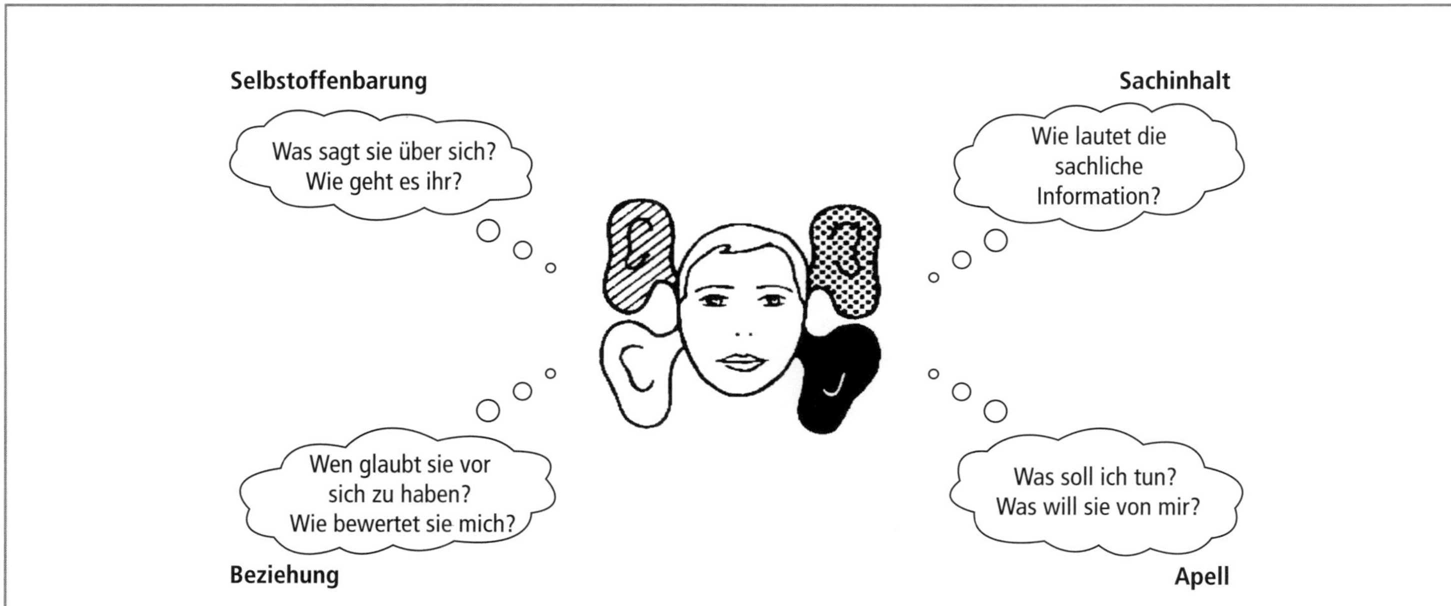
Selbstoffenbarung
Was sagt sie über sich? Wie geht es ihr?
Sachinhalt
Wie lautet die sachliche Information?
Wen glaubt sie vor sich zu haben? Wie bewertet sie mich?
Beziehung
Was soll ich tun? Was will sie von mir?
Apell

(modifiziert nach Schulz von Thun 2011)

Übungsblatt Nr. 7.6.1: Kontaktdiagramm

Kontaktdiagramm

Wichtige Bezugspersonen, in deren Gegenwart Sie sich wohlfühlen und die Ihnen das Gefühl geben, Sie zu mögen und zu schätzen, auf die Sie sich verlassen können oder auch deren Hilfen Sie ggf. in Anspruch zu nehmen können, sind für Ihr Wohlbefinden sehr wichtig. Das Übungsblatt 7.6.2 soll Sie dazu anregen, über Ihre Kontakte nachzudenken.
Die Ellipse in der Mitte stellt Sie dar. Bitte schreiben Sie auf das Blatt die Namen der Personen, die in Ihrem Leben wichtig sind. Das können Familienangehörige oder Verwandte, Freunde, Bekannte, Nachbarn oder Arbeitskollegen sein. Nehmen Sie sich dafür fünf Minuten Zeit.
Schauen Sie sich bitte die Namen noch einmal an und kringeln Sie diejenigen Personen ein, zu denen Sie einen angenehmen und positiven Kontakt haben.

Übungsblatt Nr. 7.6.2: Cluster zum Kontaktdiagramm

Cluster zum Kontaktdiagramm

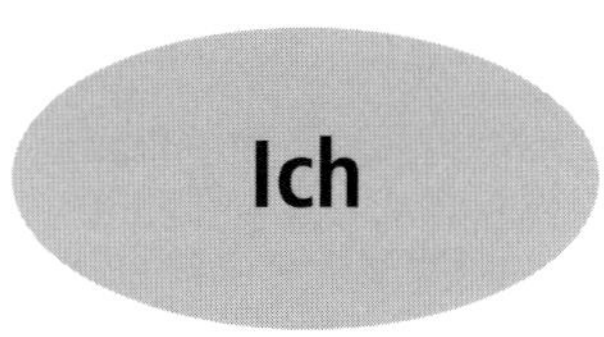

Übungsblatt Nr. 7.6.3:
Fragen zum Kontaktdiagramm

Fragen zum Kontaktdiagramm

Welche Person aus meinem Umfeld steht mir nahe?

Mit welchen Personen würde ich gerne mehr Kontakt haben?

Was täte mir in den Kontakten gut?

Mit welchen Personen möchte ich weniger Kontakt haben?

Wie kann ich das regulieren oder mich abgrenzen?

Arbeitsblatt Nr. 7.6.5:
Selbstfürsorge

Selbstfürsorge

Selbstfürsorge bedeutet einen bewussten, achtsamen, mitfühlenden, liebevollen Umgang mit sich selbst und vor allem die eigenen Bedürfnisse ernst zu nehmen. Selbstfürsorge besteht aus mindestens drei Dimensionen:

- **Selbstachtsamkeit** – die Fähigkeit, sich selbst gut wahrzunehmen
- **Selbstmitgefühl** – die Kompetenz, mit sich selbst so wohlwollend umzugehen, wie man es mit einem anderen geliebten Menschen tun würde
- **Selbstakzeptanz** – die Bereitschaft, sich so anzunehmen wie man ist

(entnommen aus Kaluza 2020, S. 49)

Arbeitsblatt Nr. 7.6.6: Verschiedenes Bedürfen

Verschiedenes Bedürfen

Man erzählt,
ein Hund und ein Pferd waren befreundet.
Der Hund
sparte dem Pferd die besten Knochen auf,
und das Pferd
legte dem Hund die duftigsten Heubündel vor,
und so
wollte jeder dem anderen das liebste tun,
und so
wurde keiner von beiden satt.

Ernst Bloch (1985, S. 22)

Übungsblatt Nr. 7.6.4:
Wunschbrief schreiben I

Wunschbrief schreiben I

Dieses Blatt bearbeiten Sie bitte selbst, indem Sie Wünsche an eine ganz bestimmte Ihnen nahestehende Person aufschreiben.

Ich wünsche mir von Dir …

Übungsblatt Nr. 7.6.5: Wunschbrief schreiben II

Wunschbrief schreiben II

Dieses Blatt geben Sie bitte der nahestehenden Person, von der Sie sich etwas gewünscht haben. Auf diesem Blatt soll die nahestehende Person ihre Wünsche an Sie aufschreiben.

Ich wünsche mir von Dir …

Arbeitsblatt Nr. 7.6.7: Gelenkte Imagination – Meeresküste

Gelenkte Imagination: Meeresküste

Finden Sie eine Position im Liegen oder Sitzen, in der Sie sich wohlfühlen. Prüfen Sie, ob Sie es bequem haben … Wenn Sie mögen, können Sie die Augen schließen …
Achten Sie auf Geräusche, die Sie wahrnehmen …
Richten Sie dann Ihre Aufmerksamkeit und Wahrnehmung ganz auf Ihren Körper …
Nehmen Sie zunächst Ihren Körper als Ganzes wahr, achten Sie darauf, wie Sie gerade daliegen oder sitzen … Achten Sie auf Ihre Atmung, auf den Wechsel zwischen Ein- und wieder Ausatmen … Einfach wahrnehmen, so wie es im Moment ist … Sie brauchen nichts zu verändern …
Richten Sie Ihre Aufmerksamkeit nun auf Ihre Füße …
Wandern Sie nun mit Ihrer Aufmerksamkeit zu Ihren Beinen … Spüren Sie, wie Ihre Beine daliegen … wo Sie Kontakt zur Unterlage haben …
Kommen Sie dann mit Ihrer Aufmerksamkeit zu Ihrem Rücken … Spüren Sie, wo Sie mit Ihrem Rücken Kontakt zur Unterlage oder zur Lehne vom Stuhl haben. Einfach wahrnehmen …
Wandern Sie dann mit Ihrer Aufmerksamkeit zu Ihrem Bauch. Spüren Sie, wie sich ihre Bauchdecke bei jedem Einatmen ein wenig hebt … und beim Ausatmen wieder senkt … Vielleicht können Sie bei jedem Ausatmen ein wenig mehr loslassen …
Lenken Sie Ihre Aufmerksamkeit dann zu Ihren Händen und Armen … Spüren Sie, wie Ihre Hände und Ihre Arme daliegen …
Und nun Ihre Schultern … Spüren Sie, wie sich Ihre Schultern gerade anfühlen …
Wandern Sie mit Ihrer Wahrnehmung dann weiter zu Ihrem Nacken und zu Ihrem Hinterkopf … Spüren Sie, an welchen Stellen Ihr Nacken – oder auch Ihr Kopf – gestützt wird …
Achten Sie auf Ihr Gesicht … Wie fühlt sich Ihre Stirn im Moment an … und wie die Augen? …
Wie ist es mit Ihrem Mund und dem Kiefer? Und wenn Gedanken kommen, lassen Sie sie kommen und gehen, so wie Wolken am Himmel kommen und weiterziehen …
Stellen Sie sich vor, in Gedanken eine Reise anzutreten …
Eine Reise zu einer Meeresküste …
Eine Meeresküste, die Ihnen bekannt ist, oder eine, die Sie gerade in Ihrer Fantasie erschaffen …
Es ist ein warmer, sonniger Tag und Sie sind dort, am Meer …
Sie beginnen einen Spaziergang …
Ihr Weg führt am Meer entlang …
Sie gehen … langsam und gelassen …
Sie haben Zeit …
Die Sonne scheint …
Sie spüren die Wärme der Sonne auf der Haut … eine angenehme Wärme …
Genießen Sie die Schönheit um sich herum …
Nichts anderes ist wichtig … Sie gehen weiter …
Spüren Sie den warmen Sand unter Ihren Füßen …
Lassen Sie das warme Wasser sanft Ihre Füße umspülen …
Sie fühlen sich ruhig und gelassen …
Dann kommen Sie zu einem besonders schönen Ort …

Dort machen Sie es sich bequem …
Nehmen Sie alles um sich herum wahr … die Farben, die Geräusche … den Geruch des Meeres …
Und schauen Sie hinaus auf das Meer … weit hinaus …
Zum Horizont, wo das Meer den Himmel berührt …
Ein leichter, angenehmer Wind weht vom Meer …
Sie schmecken das Salz in der Luft …
Und atmen – ruhig und gleichmäßig …
Nehmen Sie so viel Lebenskraft des Meeres in sich auf, wie Sie im Moment brauchen …
Verabschieden Sie sich ganz langsam von Ihrem inneren Bild.
Machen Sie sich bewusst, dass Sie in Ihrer Vorstellung jederzeit dorthin zurückkehren können …
Bereiten Sie sich nun ganz langsam darauf vor, diese Übung zu beenden.
Atmen Sie tief durch und beginnen Sie, sich ganz langsam wieder ein wenig zu bewegen … zunächst die Finger … dann die Füße … Nehmen Sie Ihre Arme und Beine dazu … Strecken und recken Sie sich … und öffnen Sie die Augen.
Lassen Sie sich Zeit, wieder im Hier und Jetzt anzukommen.

7.7 Sitzung 7: Gespräche mit Ärzten und professionellen Helfern

7.7.1 Thematischer Hintergrund

Aufgrund der verbesserten Zugänglichkeit und Verfügbarkeit von Informationen (z. B. durch Internet oder Broschüren) hat sich die Rolle des Patienten und seine Beziehung zu seinen behandelnden Ärzten stark verändert. Der Arzt hat sein Wissensmonopol verloren und ist im Kontakt mit seinen Patienten mehr gefordert, auf individuelle Fragen und Anliegen einzugehen. In der Medizin und speziell auch in der Onkologie hat die Umsetzung einer patientenorientierten Versorgung auch Eingang in den Nationalen Krebsplan (Weis et al. 2011) gefunden. Zugleich stellen die Mitbestimmung in diagnostischen und therapeutischen Entscheidungen und die gemeinsame Entscheidungsfindung (mit dem englischen Begriff »Shared decision making« oder »partizipative Entscheidungsfindung« in die Fachdiskussion eingeführt) ein zunehmendes Anliegen der Patienten dar (Härter et al. 2015). Dieses Konzept beinhaltet eine aktive Beteiligung sowie Einbeziehung des Patienten in den Entscheidungsprozess auf der Basis geteilter Informationen. Anders als im »paternalistischen« Vorgehen, bei dem der Arzt aufgrund seines Fachwissens entscheidet, oder im Rahmen einer »informierten Entscheidung«, in der Patienten alleine auf der Basis ausreichender Information ihre Entscheidungen treffen und auch die Verantwortung für die Konsequenzen tragen, liegt der »partizipativen Entscheidungsfindung« ein Interaktionsprozess zugrunde. Im Zuge dieser Entwicklung hat sich der Begriff des »kompetenten Patienten« etabliert. Er steht für eine Grundhaltung, sich selbst aktiv mit seiner Erkrankung auseinanderzusetzen und u. a. die Angebote des medizinischen Versorgungssystems bedarfsgerecht nutzen zu können (Weis & Giesler 2008). Wie zahlreiche empirische Untersuchungen zeigen, hat der Anteil der Patienten, die eine Einbeziehung in die Therapieentscheidung wünschen, deutlich zugenommen und liegt bei mehr als zwei Drittel (Härter et al. 2015).

Einige Studien zeigen aber auch, dass zwar ein Großteil der Patienten mit einer Krebserkrankung informiert werden möchte, aber das Ausmaß an gewünschter Information stark von Zeitpunkt oder Stadium der Krankheit abhängt. Ebenso kann sich das Informationsbedürfnis der Patienten im Verlauf ihrer Erkrankung verändern. Aufgrund der erlebten Abhängigkeit fällt es Patienten häufig schwer, eigene Bedürfnisse und Wünsche gegenüber »professionellen Helfern«, beispielsweise Ärzten und anderen Vertretern des Gesundheitswesens, auszudrücken. Dies führt oft zu Missverständnissen und Konflikten.

7.7.2 Zielsetzung

Ziel dieser Sitzung ist es, die Teilnehmer in ihren kommunikativen Fertigkeiten zu stärken, um sie in der Kommunikation mit Ärzten und anderen professionellen Helfern kompetenter und sicherer zu machen. Hierzu können die Teilnehmer ihre Erfahrungen miteinander austauschen, kritisch reflektieren und gleichzeitig auch üben, die eigenen Bedürfnisse auszudrücken. Mithilfe von Rollenspielen sollen die Teilnehmer kommunikative Strategien für belastende Gesprächssituationen erarbeiten, damit ein guter Informationsaustausch und eine zielführende Kommunikation mit dem Arzt gewährleistet sind.

7.7.3 Sitzung 7 im tabellarischen Überblick

Programmelemente (ungefähre Zeitangaben)	Arbeitsmaterialien
Eingangsrunde zur aktuellen Befindlichkeit (ca. 10 Min.)	
Besprechung der Hausaufgaben aus Sitzung 6 (10–15 Min.)	• Übungsblatt Nr. 7.6.4: Wunschbrief schreiben I • Übungsblatt Nr. 7.6.5: Wunschbrief schreiben II
Arbeitsblätter zum thematischen Hintergrund (15 Min.)	• Arbeitsblatt Nr. 7.7.1: Entscheidungsmodelle • Arbeitsblatt Nr. 7.7.2: Patientenwünsche in Behandlungsentscheidungen • Arbeitsblatt Nr. 7.7.3: Hilfestellungen für das Gespräch mit dem Arzt oder professionellen Helfern • Arbeitsblatt Nr. 7.7.4: Das Vier-Ohren-Modell • Arbeitsblatt Nr. 7.7.5: Checkliste für Fragen an meinen Arzt oder meine Ärztin
Reflexion der eigenen Erfahrungen mit professionellen Helfern (45 Min.)	• Gesprächsrunde • Rollenspiel
Hausaufgabe (5 Min.)	• Arbeitsblatt Nr. 7.7.6: Tipps für Gespräche in der Praxis und im Krankenhaus
Gelenkte Imagination (15 Min.)	• Arbeitsblatt Nr. 7.7.7: Gelenkte Imagination – Der Wunschgarten
Abschluss der Sitzung (5 Min.)	

7.7.4 Inhaltlicher Ablauf

Eingangsrunde zur aktuellen Befindlichkeit

Die kurze Eingangsrunde zur Erfassung der Stimmung der Teilnehmer erfolgt wie in den vorherigen Sitzungen beschrieben.

Besprechung der Hausaufgaben aus Sitzung 6

In der Besprechung werden die Erfahrungen der Teilnehmer mit dem Schreiben ihrer Wunschbriefe besprochen. Dabei zeigt sich sehr häufig das Bedürfnis, Passagen aus dem geschriebenen Brief vorzulesen und in der Gruppe bzw. mit dem Gruppenleiter zu besprechen. Meist geht es um die Unsicherheit, ob in den Formulierungen doch noch Vorwürfe mitschwingen oder ob die eigenen Wünsche eindeutig genug ausgedrückt sind. Oft sind sich die Teilnehmer noch gar nicht sicher, ob sie ihren Wunschbrief tatsächlich abschicken werden. Entsprechend der Intention dieser Übung sollte diese Entscheidung beim Teilnehmer liegen und keine direkte Empfehlung seitens des Gruppenleiters erfolgen. Unsere Erfahrung hat gezeigt, dass alleine diesen Brief zu schreiben zu mehr Klarheit und Eindeutigkeit in der eigenen Haltung führt.

Arbeitsmaterialien:
- Übungsblatt Nr. 7.6.4 Wunschbrief schreiben I
- Übungsblatt Nr. 7.6.5 Wunschbrief schreiben II

Hintergrundinformation zur Sitzung

Als Hintergrundinformationen zu dieser Sitzung werden die Bedeutung der Kommunikation mit Ärzten und anderen professionellen Helfern erläutert sowie Hilfestellungen zur Verbesserung der Patientenkompetenz im Umgang mit den professionellen Helfern gegeben. Die Teilnehmer werden informiert, dass eine patientenorientierte medizinische Versorgung heute eine wichtige Forderung in der Gesundheitspolitik darstellt und vielerorts schon praktiziert wird. Die Einbeziehung der Patientenbedürfnisse spielt eine zunehmende Rolle. Dennoch gibt es wesentliche Unterschiede zwischen dem Betroffenen und dem Arzt oder Professionellen, welche die Kommunikation erschweren. So besteht zwischen Arzt und Patient ein Informationsgefälle, da der Arzt durch seinen Beruf zwangsläufig einen Wissens- und Informationsvorsprung hat. Weiterhin ist der Arzt in der Hierarchie höher angesiedelt als der Patient. Es ist für Patienten sowie zur Stärkung der Rolle des Patienten hilfreich, anhand des entsprechenden Arbeitsblattes den Teilnehmern zu erklären, dass sie auch bestimmte Rechte haben, die im Patientenrechtegesetz von 2013 verankert sind (www.bundesaerztekammer.de/recht/gesetze-und-verordnungen/patientenrechtegesetz/).

Am Beispiel des Modells der partizipativen oder gemeinsamen Entscheidungsfindung kann erläutert werden, wie heute in der Information und Aufklärung der

Patient einbezogen wird und sich auch aktiv einbringen kann, wobei darauf hingewiesen werden sollte, dass zwischen den Forderungen und der tatsächlichen Realität in Deutschland immer noch große Diskrepanzen bestehen. Zudem sollte betont werden, dass nicht alle Patienten eine gemeinsame Entscheidungsfindung wünschen, sondern diese dem Arzt als dem Experten überlassen wollen. Daher ist die Klärung des Patienten, welche Präferenzen er hat, eine wichtige Voraussetzung zu Verbesserung der Patientenkompetenz. Als zentrale Botschaft für diese Sitzung kann herausgestellt werden, dass die Patienten aktiv etwas zur Verbesserung der Gespräche mit dem Arzt beitragen und sie ihre Kompetenzen durch Übungen und Hilfestellungen aus dieser Sitzung stärken können.

Reflexion der eigenen Erfahrungen mit professionellen Helfern

Die Teilnehmer werden gebeten, ihre eigenen Erfahrungen schriftlich festzuhalten. Im Gespräch und im Rahmen kleiner Rollenspielsequenzen sollen sie ihre Erfahrungen austauschen und dazu ermutigt werden, ihr eigenes Kommunikationsverhalten zu reflektieren und zu erproben, in welcher Weise sie selbst Einfluss auf Gespräche mit Ärzten oder anderen professionellen Helfern nehmen können. Anhand von erlebten Gesprächssituationen sollen die Möglichkeiten verbesserter Kommunikation ausgelotet werden. Als hilfreich hat sich auch in diesem Kontext die Arbeit mit dem Vier-Ohren-Modell erwiesen. Als Anregung für Ihre Überlegungen dienen folgende Fragen:

- »Welches sind gute Erfahrungen?«
- »Welches sind schlechte Erfahrungen?«
- »Welche Konsequenzen möchten Sie aus Ihren Erfahrungen für Ihre weiteren Kontakte ziehen?«

Im Anschluss werden die Erfahrungen im Plenum ausgetauscht mit dem Ziel, die strukturellen Gemeinsamkeiten herauszuarbeiten. In kurzen Rollenspielen können verschiedene Arzt-Patient-Interaktionen dargestellt und gemeinsam Möglichkeiten der Veränderung erarbeitet werden.

Hinweis für die Gruppenleiter

Bei der Besprechung der Erfahrungen mit Ärzten oder mit Vertretern anderer Berufsgruppen ist darauf zu achten, dass nicht nur die problematischen Situationen im Mittelpunkt stehen. Um vielfältige gute Lösungsmöglichkeiten zu entwickeln, ist die Analyse zufriedenstellender Begegnungen im Sinne einer Ressourcenorientierung sinnvoll.

Diese Sitzung birgt das Risiko, dass viele Teilnehmer primär von ihren Arzterfahrungen berichten möchten. Das kann dazu führen, dass die Zeit zu knapp bemessen ist, um für jeden konstruktive Lösungsmöglichkeiten zu erarbeiten.

Arbeitsmaterialien:
- Arbeitsblatt Nr. 7.7.1 Entscheidungsmodelle
- Arbeitsblatt Nr. 7.7.2 Patientenwünsche in Behandlungsentscheidungen
- Arbeitsblatt Nr. 7.7.3 Hilfestellungen für das Gespräch mit dem Arzt oder professionellen Helfern
- Arbeitsblatt Nr. 7.7.4 Das Vier-Ohren-Modell
- Arbeitsblatt Nr. 7.7.5 Checkliste für Fragen an meinen Arzt oder meine Ärztin

Hausaufgabe

Die Teilnehmer werden gebeten, sich zu Hause die Zeit zu nehmen, die Erfahrungen dieser Sitzung zu reflektieren, und sich bewusst zu machen, wie sie ihr Kommunikationsverhalten in einem kommenden Gespräch modifizieren möchten.

Arbeitsmaterialien:
- Arbeitsblatt Nr. 7.7.3 Hilfestellungen für das Gespräch mit dem Arzt oder professionellen Helfern
- Arbeitsblatt Nr. 7.7.6 Tipps für Gespräche in der Praxis und im Krankenhaus

Gelenkte Imagination: Der Wunschgarten

Diese Imaginationsübung kann Patienten helfen, sich zu sammeln und die Aufmerksamkeit auf Wesentliches zu lenken.

Arbeitsmaterialien:
- Arbeitsblatt Nr. 7.7.7 Gelenkte Imagination – Der Wunschgarten

Abschluss der Sitzung

Auch in dieser Sitzung haben die Teilnehmer die Möglichkeit, in der Abschlussrunde noch etwas zu ihrem Befinden zu äußern.

Arbeitsmaterialien

Sitzung 7

Thema: Gespräche mit Ärzten und anderen professionellen Helfern

Arbeitsblatt Nr. 7.7.1: Entscheidungsmodelle

Entscheidungsmodelle

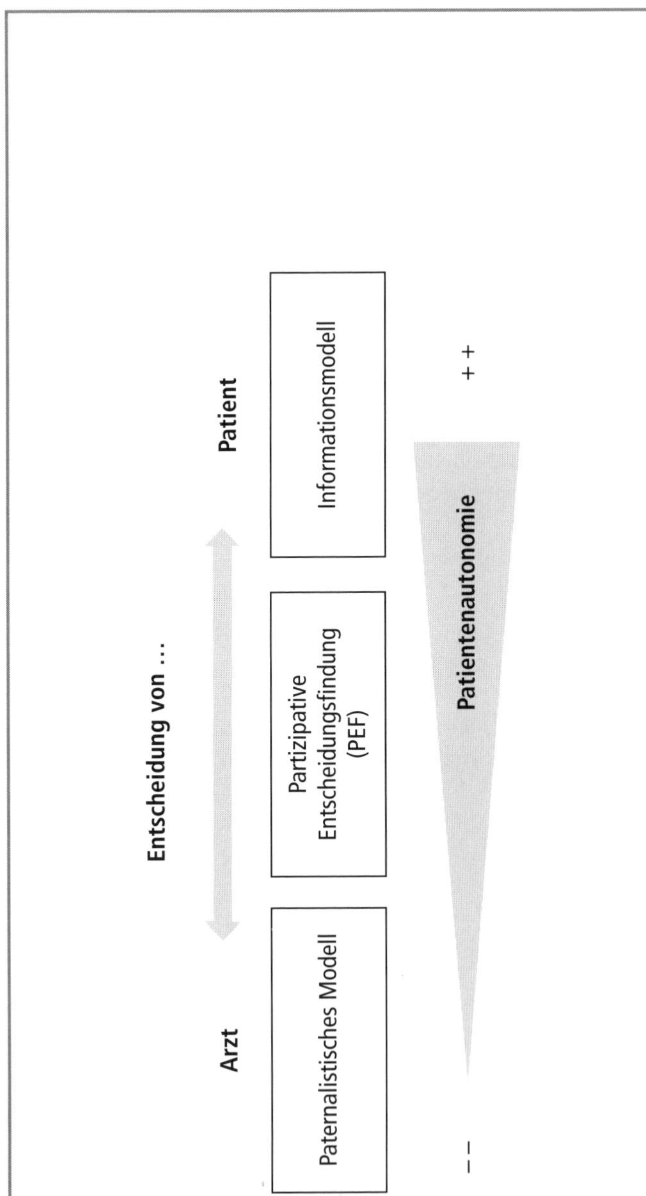

Arbeitsblatt Nr. 7.7.2: Patientenwünsche in Behandlungsentscheidungen

Patientenwünsche in Behandlungsentscheidungen

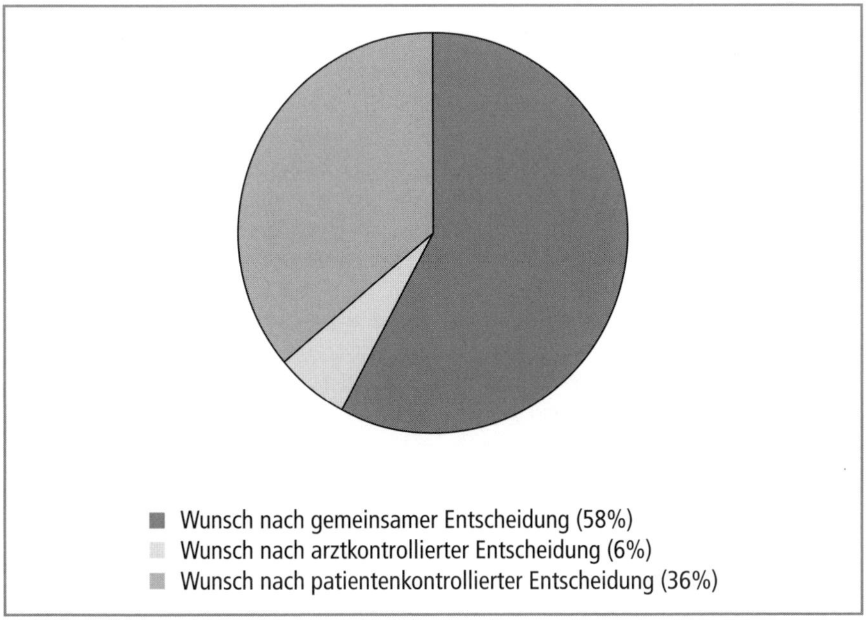

(nach Kehl et al. 2015)

Arbeitsblatt Nr. 7.7.3: Hilfestellungen für das Gespräch mit dem Arzt oder professionellen Helfern

Hilfestellungen für das Gespräch mit dem Arzt oder professionellen Helfern

- Nehmen Sie die Partnerin oder den Partner oder eine andere nahestehende Person zu dem Gespräch mit. Vier Ohren hören mehr als zwei.
- Machen Sie sich vorher mit den möglichen Untersuchungs- oder Behandlungsmethoden, die auf Sie zukommen können, vertraut. Dann fällt es Ihnen leichter, konkrete Fragen zu stellen.
- Notieren Sie sich vorher alle Fragen und nehmen Sie Ihren Fragezettel zum Gespräch mit.
- Machen Sie sich während Ihres Arzttermins Notizen. Manche Ärzte erklären sich bei einer Nachfrage auch bereit, dass Sie das Gespräch auf Band aufnehmen können.
- Scheuen Sie sich nicht, sich Fachausdrücke erklären zu lassen, die Sie nicht verstehen. Stellen Sie alle Fragen, die Sie beschäftigen. Keine Frage ist dumm oder unnötig!
- Vermeiden Sie es, Suggestivfragen zu stellen, wie beispielsweise »Ich muss doch nicht operiert werden, oder?«, sondern »Welche Behandlungsmöglichkeiten bieten sich denn in meiner Situation an?«
- Wenn es Ihnen schwer fällt, mit dem Arzt zu sprechen, oder Sie nicht alles verstehen, was er Ihnen mitteilt, sagen Sie ihm das. So haben Sie die Chance, besser miteinander ins Gespräch zu kommen.
- Sind noch Fragen offengeblieben, die Sie nicht loswerden konnten, oder sind neue Fragen aufgetaucht, dann machen Sie so bald wie möglich einen neuen Arzttermin aus.

Arbeitsblatt Nr. 7.7.4: Das Vier-Ohren-Modell

Das Vier-Ohren-Modell

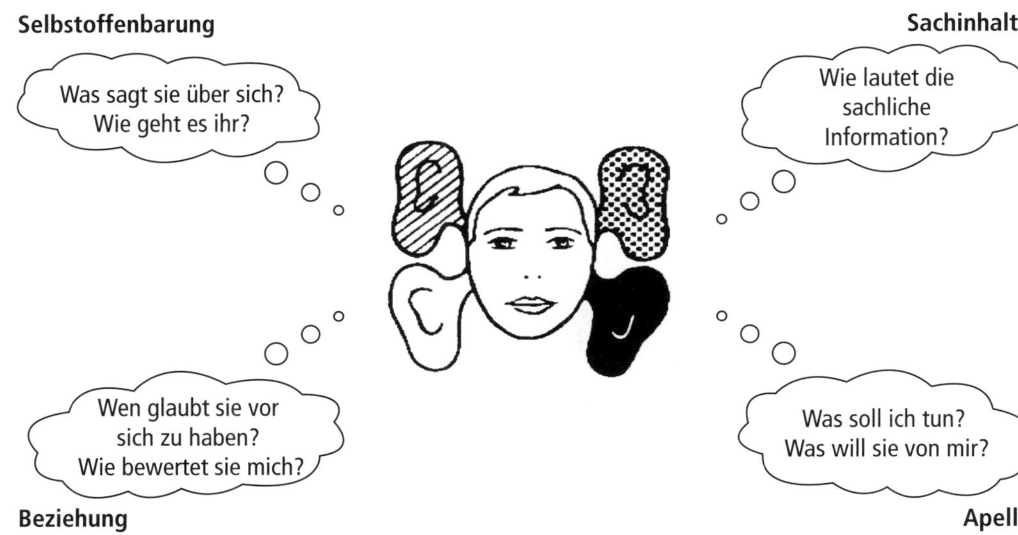

(modifiziert nach Schulz von Thun 2011)

Arbeitsblatt Nr. 7.7.5: Checkliste für Fragen an meinen Arzt oder meine Ärztin

Fragen an meinen Arzt oder meine Ärztin

Fragen zu den Symptomen

- Was sind die gängigen Symptome meiner Erkrankung?
- Wie erklären sich die Symptome?
- Welche Symptome deuten auf eine Ausbreitung des Krebses hin?

Fragen zum weiteren Untersuchungsverfahren

- Welche Untersuchungen benötige ich? Wie oft werden diese durchgeführt?
- Wie muss ich mich auf die Untersuchungen vorbereiten? Was muss ich zu den Untersuchungen mitbringen?
- Können Sie mir die Ergebnisse meiner Blut- und Urinuntersuchungen erläutern?
- Welche Bedeutung haben die Blutergebnisse für mich? Was muss ich beachten (z. B. Vorsichtsmaßnahmen bezüglich Infektionen oder Ernährung)?

Fragen zur Behandlung

- Welche Behandlungsmöglichkeiten stehen mir zur Verfügung?
- Worin unterscheiden sich die verschiedenen Behandlungsmöglichkeiten?
- Wie effektiv ist die Behandlung, die Sie mir empfehlen?
- Was ist das Ziel der Behandlung?
- Wie sieht meine Prognose mit der Behandlung aus (und wie ohne)?
- Welche Ergebnisse konnten bei dieser Behandlung in klinischen Studien nachgewiesen werden?
- Wie lange werde ich Behandlungen benötigen?
- Wie werden die Behandlungen ablaufen?
- Welche Nebenwirkungen wurden bei der von Ihnen vorgeschlagenen Behandlung beobachtet?
- Wie kann ich Nebenwirkungen der Behandlung oder der Erkrankung eindämmen?

Fragen zum Leben nach einer Behandlung

- Was passiert, nachdem ich meine Behandlung abgeschlossen habe?
- Was kann ich selber tun, damit der Krebs nicht wieder auftritt?
- Was passiert, wenn/falls der Krebs wieder auftritt?

Fragen zum alltäglichen Leben mit Krebs

- Werde ich arbeitsfähig sein?
- Werde ich in der Lage sein, für meine Familie zu sorgen?
- Werde ich Hilfe bei der Verrichtung alltäglicher Dinge benötigen?
- Besteht die Gefahr, dass ich ein Pflegefall werde?
- Kann ich alles an Lebensmitteln essen?
- Darf ich Alkohol trinken?
- Wie wird die Behandlung mein Sexualleben beeinflussen?
- Werde ich ein Fahrzeug führen dürfen?
- Werden die Kosten für Taxifahrten von der Krankenkasse übernommen?

- Wie kümmere ich mich um eine Zuzahlungsbefreiung?
- Soll ich eine Schwerbehinderung beantragen?
- An wen wende ich mich bei Problemen außerhalb der Sprechstundenzeiten? Gibt es eine »Not-Telefonnummer«?

(in Anlehnung an Deutsche Krebshilfe 2017)

Arbeitsblatt Nr. 7.7.6: Tipps für Gespräche in der Praxis und im Krankenhaus

Praktische Hilfestellungen für Gespräche in der Praxis und im Krankenhaus

Betrachten Sie Ihren Arzt als »Helfer in der Not« und als Partner, dessen Wissen und Kompetenz Sie für sich nutzen können.

Tipps für Gespräche in der Praxis und im Krankenhaus

- Legen Sie sich in der Zeit vor dem Gespräch einen Zettel und Stift in Reichweite und schreiben Sie sich alle Fragen auf, die Ihnen durch den Kopf gehen.
- Wenn Sie glauben, die wichtigsten Fragen notiert zu haben, bringen Sie die Liste in eine Reihenfolge, die Ihnen sinnvoll erscheint; manche Fragen werden Sie vielleicht auch wieder verwerfen. Beispiele, zu denen Sie Fragen haben könnten: sachliche Fragen zu Diagnostik und Therapie, Fragen zum Befinden, zu Schmerzen, Angst und Heilungsaussichten, sozialrechtliche Fragen, Fragen zu Hilfestellungen und Hilfsmitteln, Fragen, die scheinbar nichts mit dem Thema zu tun haben.
- Wenn Sie mehrere Fragen haben, vereinbaren Sie mit Ihrem Arzt einen eigenen Gesprächstermin. Kurze Detailfragen können Sie z. B. bei der Visite oder während eines Untersuchungstermins stellen.
- Halten Sie den vereinbarten Termin pünktlich ein; wenn Ihnen dies nicht möglich ist, sagen Sie den Termin rechtzeitig ab.
- Stellen Sie sicher, dass für wichtige Fragen ein passender Rahmen geschaffen wird. Das Gespräch sollte in einer geeigneten Umgebung stattfinden – also nicht auf dem Flur, bei offener Tür oder im Vorübergehen – und nicht durch andere Personen oder das Telefon unterbrochen werden.
- Vor allem in der Klinik gilt: Sie haben ein Recht auf Schutz Ihrer Privatsphäre. Bei persönlichen Gesprächen müssen Sie nicht hinnehmen, dass Zimmernachbarn zuhören. Wenn kein eigener Raum für Gespräche da ist, eine ruhige Ecke findet sich immer.
- Besonders in größeren Kliniken mit vielen Patienten müssen Arzt und Pflegepersonal Sie wiedererkennen. Sollten Sie den Eindruck haben, dass man Sie mit einem anderen Patienten verwechselt, stellen Sie sich mit Ihrem Namen vor.
- Nehmen Sie sich vorsichtshalber etwas mit, womit Sie sich die Wartezeit verkürzen können.

(in Anlehnung an Deutsche Krebshilfe 2017)

Arbeitsblatt Nr. 7.7.7: Gelenkte Imagination – Der Wunschgarten

Gelenkte Imagination: Der Wunschgarten

Finden Sie eine Position im Liegen oder Sitzen, in der Sie sich wohlfühlen. Prüfen Sie, ob Sie es bequem haben … Wenn Sie mögen, können Sie die Augen schließen …
Achten Sie auf Geräusche, die Sie wahrnehmen …
Richten Sie dann Ihre Aufmerksamkeit und Wahrnehmung ganz auf Ihren Körper …
Nehmen Sie zunächst Ihren Körper als Ganzes wahr, achten Sie darauf, wie Sie gerade daliegen oder sitzen … Achten Sie auf Ihre Atmung, auf den Wechsel zwischen Ein- und wieder Ausatmen … Einfach wahrnehmen, so wie es im Moment ist … Sie brauchen nichts zu verändern …
Richten Sie Ihre Aufmerksamkeit nun auf Ihre Füße …
Wandern Sie nun mit Ihrer Aufmerksamkeit zu Ihren Beinen … Spüren Sie, wie Ihre Beine daliegen … wo Sie Kontakt zur Unterlage haben …
Kommen Sie dann mit Ihrer Aufmerksamkeit zu Ihrem Rücken … Spüren Sie, wo Sie mit Ihrem Rücken Kontakt zur Unterlage oder zur Lehne vom Stuhl haben. Einfach wahrnehmen …
Wandern Sie dann mit Ihrer Aufmerksamkeit zu Ihrem Bauch. Spüren Sie, wie sich ihre Bauchdecke bei jedem Einatmen ein wenig hebt … und beim Ausatmen wieder senkt … Vielleicht können Sie bei jedem Ausatmen ein wenig mehr loslassen …
Lenken Sie Ihre Aufmerksamkeit dann zu Ihren Händen und Armen … Spüren Sie, wie Ihre Hände und Ihre Arme daliegen …
Und nun Ihre Schultern … Spüren Sie, wie sich Ihre Schultern gerade anfühlen …
Wandern Sie mit Ihrer Wahrnehmung dann weiter zu Ihrem Nacken und zu Ihrem Hinterkopf … Spüren Sie, an welchen Stellen Ihr Nacken – oder auch Ihr Kopf – gestützt wird …
Achten Sie auf Ihr Gesicht … Wie fühlt sich Ihre Stirn im Moment an … und wie die Augen? …
Wie ist es mit Ihrem Mund und dem Kiefer? Und wenn Gedanken kommen, lassen Sie sie kommen und gehen, so wie Wolken am Himmel kommen und weiterziehen …
Stellen Sie sich einen Garten vor, der Ihren Wünschen entspricht … einen Garten, den sie selbst so gestalten können, dass Sie sich gerne in ihm aufhalten … der Ihren Bedürfnissen entspricht.
Wie sieht Ihr Garten aus?
Hätten Sie gerne einen großen weitflächigen Garten? … Oder lieber einen kleinen verwunschenen?
Wie sieht der Eingang aus? … Ein großes Tor oder ein kleines Gatter?
Ist Ihr Garten umzäunt oder geht er nahtlos in das Nachbargrundstück über? Sie können Ihren Garten so gestalten, wie es Ihnen gefällt … es gibt keine Vorgaben.
Nun betreten Sie Ihren Garten und schauen sich um …
Wie soll Ihr Garten aussehen, damit Sie sich wohlfühlen und sich gerne in ihm aufhalten?
Mögen Sie Bäume, Sträucher und Blumen oder mögen Sie lieber einen weitläufigen Rasen? Oder hätten Sie gerne Nutzbeete?
Mögen Sie einen Brunnen, Bach oder Teich in Ihrem Garten? …
Was brauchen Sie noch, um sich in Ihrem Garten ausgesprochen wohl zu fühlen?
Vielleicht eine Vogelvoliere mit Ihren Lieblingsvögeln oder erfreuen Sie sich eher an den Eichhörnchen, die die Bäume hochklettern?

Möchten Sie sich in Ihrem Garten einen speziellen Platz einrichten, an dem Sie sich gerne niederlassen und Ihren Garten genießen möchten? Sie haben alle Möglichkeiten … Gestalten Sie ihren Garten so, wie es Ihren Wünschen entspricht.
Und wenn Sie mögen, lassen Sie sich dort nieder und achten Sie auf die Geräusche um sich herum … auf die Düfte …
Schauen Sie sich noch einmal bewusst um und ergänzen Sie, wenn etwas fehlen sollte … Lassen Sie sich ruhig Zeit …
Und nun verabschieden Sie sich allmählich von ihm und gehen Sie nun langsam hinaus …
Und Sie wissen, dass Sie jederzeit Ihren Wunschgarten« aufsuchen können …
Kommen Sie allmählich in Ihrem eigenen Tempo hierher zurück … in diesen Raum … atmen Sie tief ein und aus, fangen Sie langsam an, sich zu bewegen, und öffnen Sie nun Ihre Augen …
Lassen Sie sich Zeit, in der Gegenwart richtig anzukommen.

(in Anlehnung an Huber 2005, S. 65 ff.)

7.8 Sitzung 8: Belastungen und deren Bewältigung in Beruf und Alltag

7.8.1 Thematischer Hintergrund

Der Schwerpunkt in dieser Sitzung liegt auf den spezifischen Belastungen und Problemen, die den privaten und beruflichen Alltag sowie eine erfolgreiche berufliche Wiedereingliederung erschweren (de Boer et al. 2009). In Deutschland kehren mehr als die Hälfte der Krebspatienten im erwerbsfähigen Alter wieder in den Beruf zurück, wobei die Rate im internationalen Vergleich deutlich niedriger ist (Rick et al. 2012). Eine erfolgreiche soziale und berufliche Reintegration ermöglicht die gesellschaftliche Teilhabe, unterstützt die erfolgreiche Krankheitsbewältigung und wirkt sich somit positiv auf die Lebensqualität der Betroffenen aus (Mehnert 2011). Patienten brauchen Unterstützung und Begleitung in der beruflich-sozialen Reintegration, vor allem in der Stärkung der Motivation, der Bewältigung von auftretenden individuellen und sozialen Konfliktsituationen am Arbeitsplatz und ebenso in der Stärkung der kommunikativen Kompetenz im Umgang mit Kollegen und Vorgesetzten. Aufgrund der teilweise sehr langen krankheitsbedingten Abwesenheitszeiten müssen die Krebsbetroffenen zahlreiche innere und äußere Barrieren überwinden. Sie sind oft vor allem in Hinblick auf ihre Leistungsmöglichkeiten und Leistungsgrenzen verunsichert und benötigen Unterstützung für eine realistische Selbsteinschätzung ihrer Belastbarkeit, um die notwendigen adäquaten Handlungsstrategien entwickeln zu können.

Spezifische Probleme wie Fatigue, Depressivität, Ängste sowie kognitive Defizite erschweren die berufliche Reintegration (Böttcher et al. 2012). Neben Depressivität und Ängsten ist es vor allem die tumorassoziierte Fatigue, eine ausgeprägte Form der Erschöpfung, die den sozialen und beruflichen Wiedereingliederungsprozess erschwert. Wie in Kapitel 3.2.1 ausgeführt, handelt es sich hierbei um ein komplexes Syndrom, das durch eine Vielzahl von verschiedenen Faktoren beeinflusst wird und dessen pathogenetische Verursachung bislang noch weitgehend ungeklärt ist. Die tumorassoziierte Fatigue hat negative Auswirkungen auf die Lebensqualität und führt auch im Alltag zu zahlreichen Einschränkungen. Daher hat dieses Thema nicht nur Relevanz für die noch im Erwerbsleben stehenden Patienten, sondern für alle Krebspatienten, insbesondere auch für die Langzeitüberlebenden. Über das Erlernen von gezielten Strategien zur Bewältigung dieser Erschöpfungssymptomatik im Alltag kann die tumorassoziierte Fatigue deutlich reduziert werden (Weis & Heim 2015).

7.8.2 Zielsetzung

Ziel dieser Sitzung ist es, berufliche und alltägliche Belastungen zu identifizieren und zu prüfen, inwieweit das berufliche und häusliche Umfeld den eigenen Bedürfnissen und der möglicherweise eingeschränkten Leistungsfähigkeit entspricht. Dies beinhaltet die Vermittlung von Hilfestellungen, die eigenen Bedürfnisse besser wahrnehmen zu können und die eigenen Fähigkeiten realistisch einschätzen zu lernen, damit jeder der Teilnehmer seine individuellen Möglichkeiten der Veränderung oder Umgestaltung seines sozialen oder beruflichen Alltags erarbeiten kann. Ein wichtiger Aspekt hierbei ist die Fähigkeit, Unterstützung im privaten und beruflichen Alltag adäquat einfordern zu können.

7.8.3 Sitzung 8 im tabellarischen Überblick

Programmelemente (ungefähre Zeitangaben)	Arbeitsmaterialien
Eingangsrunde zur aktuellen Befindlichkeit (ca. 10 Min.)	
Besprechung der Hausaufgabe aus Sitzung 7 (10 Min.)	• Arbeitsblatt Nr. 7.7.3: Hilfestellungen für das Gespräch mit dem Arzt oder professionellen Helfern • Arbeitsblatt Nr. 7.7.6: Tipps für Gespräche in der Praxis und im Krankenhaus
Arbeitsblätter zum thematischen Hintergrund (15 Min.)	• Arbeitsblatt 7.8.1: Belastungen in Familie, Beruf und Alltag • Arbeitsblatt Nr. 7.8.2: Definition von Fatigue • Arbeitsblatt Nr. 7.8.3: Dimensionen der tumorbedingten Fatigue • Arbeitsblatt Nr. 7.8.4: Fatigue nach Krebs – Einige Fakten • Arbeitsblatt Nr. 7.8.5: Fatigue und Depression • Arbeitsblatt Nr. 7.8.6: Wie kann man Fatigue behandeln
Sammeln kritischer Situationen (20 Min.)	• Papier • Flipchart und Stifte
Erarbeitung von hilfreichen Strategien zum Umgang mit den eigenen Energiereserven (35 Min.)	• Arbeitsblatt Nr. 7.8.7: Strategien zum Selbstmanagement • Arbeitsblatt Nr. 7.8.8: Praktische Tipps, um Energie einzusparen • Arbeitsblatt Nr. 7.8.9: Hilfen zur Regeneration
Gelenkte Imagination (15 Min.)	• Arbeitsblatt Nr. 7.8.10: Gelenkte Imagination – Zugang zu seinen Ressourcen finden
Anregung für die weitere Zukunft (5 Min.)	• Arbeitsblatt Nr. 7.8.11: Wegetext • Übungsblatt Nr. 7.8.1: Ich mache mich auf den Weg

Programmelemente (ungefähre Zeitangaben)	Arbeitsmaterialien
Abschluss (15 Min.)	• Gesprächsrunde: Rückblick auf das gesamte Programm sowie Perspektiven für die weitere Zukunft

7.8.4 Inhaltlicher Ablauf

Eingangsrunde zur aktuellen Befindlichkeit

Die Eingangsrunde zur aktuellen Befindlichkeit wird wie in den vorangegangenen Sitzungen kurz und fokussiert abgehalten.

Besprechung der Hausaufgaben

Häufig sagen die Teilnehmer, dass sie über die Beschäftigung mit den Arbeitsblättern »Hilfestellungen für das Gespräch mit dem Arzt oder professionellen Helfern« und »Tipps für Gespräche in der Praxis und im Krankenhaus« erkannt hätten, dass sie Einfluss auf die Gestaltung der Kontakte mit ihren Ärzten wie auch auf Abläufe im Krankenhaus haben und sich darüber die Befürchtung, dem medizinischen System ausgeliefert zu sein, vermindert hätte.

Arbeitsmaterialien:
- Arbeitsblatt Nr. 7.7.3 Hilfestellungen für das Gespräch mit dem Arzt oder professionellen Helfern
- Arbeitsblatt Nr. 7.7.6 Tipps für Gespräche in der Praxis und im Krankenhaus

Hintergrundinformationen zur Sitzung

Anhand der Arbeitsblätter werden die wichtigsten beruflichen und alltäglichen Belastungen zusammengefasst dargestellt und hierbei auf das Thema tumorassoziierte Fatigue vertiefend eingegangen. Viele Krebspatienten leiden im Laufe ihrer Erkrankung unter mehr oder weniger stark ausgeprägter körperlicher, emotionaler und/oder geistiger Erschöpfung, die durch Schlaf oder Erholungsphasen nicht wesentlich gebessert werden kann. Sie fühlen sich dadurch in ihrem gesellschaftlichen und ganz persönlichen Alltagsleben extrem eingeschränkt und erleben ihre Lebensqualität stark beeinträchtigt. Dieser Zustand kann wochen- oder monatelang, in manchen Fällen sogar lebenslang anhalten und schon während der Behandlung oder auch erst nach Abschluss der Therapie oder im weiteren Verlauf eintreten. Angehörige und andere außenstehende Personen können oft dieses Ausmaß an Erschöpfung nicht nachvollziehen, zumal wenn die Krebsbehandlung abgeschlossen ist. Patienten fühlen sich in der Folge oft unverstanden und verunsichert, insbesondere wenn sie wieder in ihren Beruf zurückkehren wollen (► Kap. 3.2.1). Zugleich wird als Hintergrundinformation vermittelt, dass die Teilnehmer diesen Problemen nicht hilflos ausgeliefert sind, sondern allgemeine Hilfestellungen und gezielte Maßnahmen dabei unterstützen können, die tumorassoziierte Fatigue zu lindern.

Arbeitsmaterialien:

- Arbeitsblatt Nr. 7.8.1 Belastungen in Familie, Beruf und Alltag
- Arbeitsblatt Nr. 7.8.2 Definition von Fatigue
- Arbeitsblatt Nr. 7.8.3 Dimensionen der tumorbedingten Fatigue
- Arbeitsblatt Nr. 7.8.4 Fatigue nach Krebs – Einige Fakten
- Arbeitsblatt Nr. 7.8.5 Fatigue und Depression
- Arbeitsblatt Nr. 7.8.6 Wie kann man Fatigue behandeln

Sammeln kritischer Situationen

Für den Einstieg in die Thematik werden die Teilnehmer gebeten, unter folgenden Fragestellungen für sich Notizen zu machen:

- Wem und wie möchte ich in meinem privaten Umfeld oder an meinem Arbeitsplatz etwas über meine Erkrankung mitteilen?
- In welchen Situationen erlebe ich seit der Erkrankung in meinem häuslichen Alltag oder in meinem Beruf Einschränkungen?
- Welche neuen Möglichkeiten haben sich für mich durch die Erkrankung eröffnet?
- Wo oder bei wem hole ich mir privat oder in meinem beruflichen Umfeld Unterstützung und wie mache ich das?
- Wie grenze ich mich ab (»Nein-Sagen«), zu Hause oder an meiner Arbeitsstelle, um mich schützen zu können?

Im Anschluss daran werden die Themen gesammelt und der Gruppenleiter notiert auf einem Flipchart die wichtigsten Themen.

Erarbeitung von hilfreichen Strategien zum Umgang mit den eigenen Energiereserven

Häufig werden von den Teilnehmern Themen angesprochen, wie »das aktuelle Befinden passt nicht mein Selbstbild« oder »was denken andere von mir; so war ich früher nicht«. Bei Fatigue handelt es sich um eine Erschöpfung, die nicht im Zusammenhang mit der unmittelbar vorausgegangenen körperlichen Aktivität steht und aus unserem normalen Alltag unbekannt ist. Verbindliche Planungen sind oft nicht mehr möglich und können Konflikte nach sich ziehen. Darum stößt der Zustand der Fatigue sowohl bei den Betroffenen wie auch bei den Angehörigen oft auf großes Unverständnis. Die mit Fatigue einhergehende bleierne Müdigkeit sowie die körperlichen und kognitiven Leistungsminderungen erschweren oftmals auch die berufliche Arbeit und die Betroffenen haben die Befürchtung, den Anforderungen nicht gerecht zu werden.

In der Bearbeitung der individuellen Situationen geht es nun darum, mit den Teilnehmern zu entwickeln, wie sie sich selbst unterstützen und in ihrem Alltag ihre Kräfte bestmöglich einteilen können.

Arbeitsmaterialien:
- Arbeitsblatt Nr. 7.8.7 Strategien zum Selbstmanagement
- Arbeitsblatt Nr. 7.8.8 Praktische Tipps, um Energie einzusparen
- Arbeitsblatt Nr. 7.8.9 Hilfen zur Regeneration

Hinweis für die Gruppenleiter

Je nach Zusammensetzung der Gruppe kann der Fokus in dieser Sitzung auf der Entwicklung von Bewältigungsstrategien entweder im alltäglichen oder im beruflichen Umfeld liegen, da die Teilnehmer je nach Alter und Krankheitsstadium entweder schon berentet oder noch krankgeschrieben bzw. Teil-/Vollzeit berufstätig sind.

Gelenkte Imagination: Zugang zu seinen Ressourcen finden

In der Bearbeitung der kritischen Situationen ging es für die Teilnehmer darum, ihre Aufmerksamkeit in kommender Zeit darauf zu richten, wie sie die Energie, die ihnen zur Verfügung steht, gut einteilen können, und für einen Ausgleich im Bereich der Entspannung und Regenerierung zu sorgen. Da die Teilnehmer häufig im Privaten wie auch im Beruflichen mit den Wünschen und Erwartungen anderer konfrontiert sind, unterstützt sie die gelenkte Imagination »Zugang zu seinen Ressourcen finden« in der Konzentration auf ihre eigenen Bedürfnisse.

Arbeitsmaterialien:
- Arbeitsblatt Nr. 7.8.10 Gelenkte Imagination – Zugang zu seinen Ressourcen finden

Anregung für die weitere Zukunft

Die Aufgabe in diesem Teil der Sitzung bereitet die Abschlussrunde für das gesamte Programm vor. Als Anregung, ihre Zukunft nach den eigenen Wünschen und Bedürfnissen zu gestalten, bekommen die Teilnehmer das Arbeitsblatt 7.8.11 »Wegetext« und werden aufgefordert, zu Hause dieses Gedicht in Ruhe zu lesen und im Anschluss mithilfe des entsprechenden Übungsblatts 7.8.1 einen eigenen Text »Ich mache mich auf den Weg« zu schreiben. Die Teilnehmer werfen mit der Erstellung eines solchen Textes einen Blick in die nächste Zukunft und können sich dabei ihre individuellen Themen und dafür notwendigen Schritten nochmals bewusst machen. Da dieser Text aus der letzten Sitzung nicht mehr gemeinsam besprochen werden wird, sollte der Gruppenleiter die Teilnehmer ermuntern, bei ihrem individuellen Weg die Realisierungsmöglichkeiten im Auge zu behalten und größere Ziele in kleine Teilschritte zu unterteilen, um sich nicht zu überfordern.

Arbeitsmaterialien:
- Arbeitsblatt Nr. 7.8.11 Wegetext
- Übungsblatt Nr. 7.8.1 Ich mache mich auf den Weg

Abschluss der Sitzung

Als Abschlussrunde des gesamten Programms wird den Teilnehmern die Möglichkeit zu einer Rückmeldung zu der gesamten Intervention gegeben. Hierbei können die Teilnehmer individuell mitteilen, welche Themen und Schwerpunkte für sie am wichtigsten waren. Der Gruppenleiter kann einen kurzen Rückblick auf das gesamte Gruppenprogramm geben und die Teilnehmer anregen, das Manual, das begleitend zu dem Kurs vorliegt, sowie die Arbeits- und Übungsblätter für sich auch weiterhin zu nutzen. Es kann beispielsweise hilfreich sein, sich die einzelnen Übungen in bestimmten Situationen zu vergegenwärtigen, die Übungsblätter in Abständen erneut auszufüllen und daran die eigene Entwicklung und Fortschritte nachzuverfolgen.

Abschließend kann zum Thema Fatigue auf weiterführende Informationen und Materialien verwiesen werden.
- Ratgeber Fatigue; Chronische Müdigkeit bei Krebs; Blaue Reihe, Heft 51, Bonn 2017;
https://www.krebshilfe.de/infomaterial/Blaue_Ratgeber/Fatigue-Chronische-Muedigkeit-bei-Krebs_BlaueRatgeber_DeutscheKrebshilfe.pdf; kostenlos
- Ratgeber Hilfen für Angehörige; Blaue Reihe, Heft 42, Bonn 2017;
https://www.krebshilfe.de/infomaterial/Blaue_Ratgeber/Hilfen-fuer-Angehoerige_BlaueRatgeber_DeutscheKrebshilfe.pdf; kostenlos
- Ratgeber Wegweiser soziale Leistungen; Blaue Reihe, Heft 40, Bonn 2017;
https://www.krebshilfe.de/infomaterial/Blaue_Ratgeber/Wegweiser-zu-Sozialleistungen_BlaueRatgeber_DeutscheKrebshilfe.pdf; kostenlos
- Reif, K., deVries, U., Petermann, F., Görres, S. (2011). Wege aus der Erschöpfung – Ratgeber zur tumorbedingten Fatigue. Göttingen: Hogrefe; 19,95 €

Arbeitsmaterialien

Sitzung 8

Thema: Belastungen und Bewältigung in Beruf und Alltag

Arbeitsblatt Nr. 7.8.1: Belastungen in Familie, Beruf und Alltag

Belastungen in Familie, Beruf und Alltag

Belastungen in Familie, Partnerschaft und sozialem Umfeld
- Veränderung der sozialen Rollen
- Veränderungen von Funktionen und Aufgaben
- Probleme der Kommunikation und des Verständnisses
- Überfürsorge etc.

Belastungen in Beruf und Alltag
- Leistungsminderung
- Erlebte Leistungseinschränkung, z. B. Konzentration, Ausdauer, Ermüdung
- Vorbehalte von Kollegen und Vorgesetzten
- Verunsicherung nach langer krankheitsbedingter Auszeit
- Vorzeitige Berentung etc.

Arbeitsblatt Nr. 7.8.2: Definition von Fatigue

Fatigue

Fatigue ist eine in Ausprägung und Charakteristik ungewöhnliche Form der Müdigkeit, die mit einem subjektiv empfundenen Mangel an Energie und Antrieb einhergeht, nicht mit körperlicher oder geistiger Aktivität in Verbindung steht und nicht durch Schlaf oder Ausruhen zu beheben ist.

(nach NCCN 2020)

Arbeitsblatt Nr. 7.8.3:
Dimensionen der tumorbedingten Fatigue

Tumorbedingte Fatigue

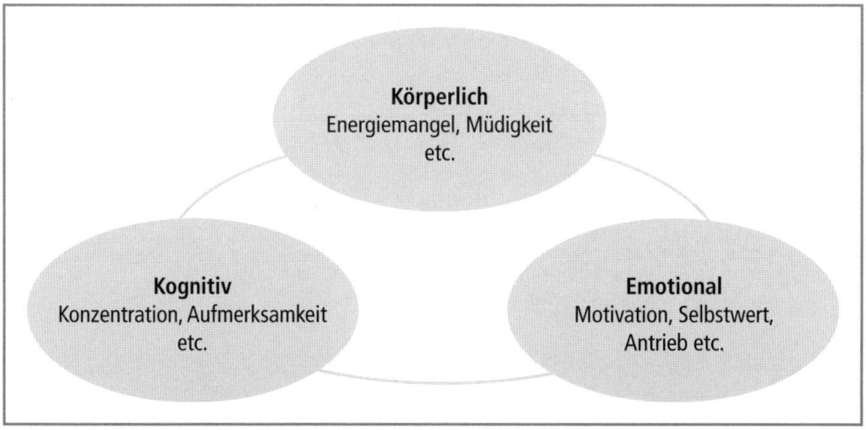

Arbeitsblatt Nr. 7.8.4: Fatigue nach Krebs – Einige Fakten

Tumorbedingte Fatigue: Prävalenz und Risikofaktoren

Prävalenz

- eines der häufigsten Folgeprobleme der Krebserkrankung bzw. Behandlung:
- Prävalenz zwischen 85–100 % (NCCN 2020)
- Prävalenz bei Langzeitüberlebenden:
- ca. 25 % bei Verwendung der ICD-Kriterien
- 35–55 % bei Verwendung von Screening-Instrumenten

Risikofaktoren

- kombinierte Bestrahlung/Chemotherapie, Komorbidität, Spätfolgen (Organtoxizität), Angst, Depression
- zielgerichtete Therapieverfahren
- Immuntherapie (Checkpoint-Inhibitoren)

Arbeitsblatt Nr. 7.8.5:
Fatigue und Depression

Fatigue und Depression – Zusammenhänge und Abgrenzungen

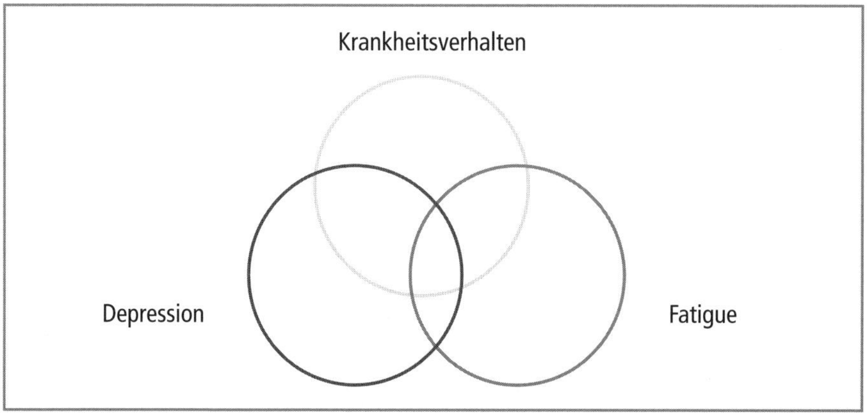

»Ich bin nichts wert«	»Ich will, aber ich kann nicht«
Leere, Sinnlosigkeit	inadäquate Müdigkeit
Freudlosigkeit	kein erholsamer Schlaf
Ideenarmut, Grübeln	körperliche Probleme im Vordergrund
v. a. motivationale Ebene	v. a. körperliche Ebene

Arbeitsblatt Nr. 7.8.6: Wie kann man Fatigue behandeln

Behandlungsansätze

Allgemeine Strategien/Verhaltensempfehlungen
- Alltagsstruktur und Aktivitätsplanung

Nicht-medikamentöse Therapie
- Aufklärung und Beratung
- Sport- und Bewegungstherapie
- psychosoziale Therapiemaßnahmen wie Psychoedukation, Entspannungstherapie, Meditation

Medikamentöse Therapie
- Behandlung der Ursachen wie Anämie und Stoffwechselstörungen
- Behandlung der Symptome: Psychostimulanzien, Antidepressiva

Arbeitsblatt Nr. 7.8.7: Strategien zum Selbstmanagement

Strategien zum Selbstmanagement

- **Setzen Sie Prioritäten**
  Schreiben Sie sich eine Liste mit den Aufgaben, die Sie erledigen wollen, und ordnen Sie sie nach ihrer Wichtigkeit.
- **Sparen Sie Energie,** indem Sie planbare Aktivitäten zu Zeiten der höchsten Energie legen (Energietagebuch).
- **Setzten Sie sich Ziele**
  Formulieren Sie Ihre Ziele – dann ist die Umsetzung leichter.
- **Planen Sie Ihre Vorhaben**
  Je besser Sie im Vorfeld das, was Sie vorhaben, planen und vorbereiten, desto gezielter können Sie es ausführen. Dazu gehört zu bündeln, was Sie auf einem Weg oder in einem Zeitblock zusammen oder hintereinander erledigen können. Dazu gehört auch, umfangreiche Aufgaben in kleinen Schritten zu erledigen.
- **Machen Sie eine Tagesstrukturierung**
  Nicht mehr als 60 % des Tages verplanen!
- **Was ist Pflicht, was ist Kür?**
- **Delegieren Sie!**
- **Sagen Sie »Nein«**
  Überlegen Sie, ob Sie Aufgaben, die an Sie herangetragen werden, übernehmen möchten. Sie müssen nicht allen Erwartungen gerecht werden.
- **Grenzen Sie sich ab**
  Richten Sie sich Zeiten ein, in denen Sie nicht für andere ansprechbar oder erreichbar sind.
- **Richten Sie sich in Ihrem Alltag »Oasen« der Entspannung ein**
  Regelmäßige Entspannung trägt zu mehr Gelassenheit im Alltag bei und führt zu mehr Konzentration bei der Erledigung Ihrer Aufgaben.
- **Genießen Sie!**
  Freuen Sie sich über die Dinge, die Sie erledigt haben. Belohnen Sie sich mit Aktivitäten, die Sie genießen können.

Arbeitsblatt Nr. 7.8.8: Praktische Tipps, um Energie einzusparen

Praktische Tipps, um Energie zu sparen

- Ich mache eine schriftliche Tages- und Wochenplanung.
- Ich suche alle notwendigen Gegenstände zusammen, bevor ich mit der Arbeit beginne.
- Ich benutze Hilfsmittel (Stehhilfen, Einkaufsroller etc.).
- Ich sorge für Sitzgelegenheiten (Küche, Bad, Treppenhaus etc.) und achte auf die richtige Augenhöhe.
- Ich bin mobil mit E-Bike, 3-spurigem Fahrrad oder Rollator.

Arbeitsblatt Nr. 7.8.9: Hilfen zur Regeneration

Hilfen zur Regeneration

- Ich wechsele den Aufenthaltsort möglichst radikal.
- Ich beobachte Kinder beim Spielen – das ermutigt sehr.
- Ich mache Entspannungsübungen, Visualisierungsübungen, Autogenes Training oder Yoga.
- Ich verschaffe mir bewusst Bewegung.
- Ich musiziere und denke dann von Neuem über den Tag nach.
- Ich mache einen Besuch bei Freunden.
- Ich gehe in die Stadt.
- Ich suche mir eine praktische Tätigkeit, z. B. Basteln, Handarbeiten, Malen, Gartenarbeit.
- Ich denke daran, welche Probleme ich bereits in meinem Leben hatte und überwunden habe.
- Ich gehe in die Natur, in den Garten, spazieren.
- Ich lehne mich zurück, höre intensiv Musik und denke an Zeiten, in denen es mir ausgesprochen gut ging.
- Ich spreche mit meinem Partner oder meiner Partnerin oder telefoniere mit einer Person, die mir guttut.
- Ich setze mich irgendwo ganz alleine hin und bete.
- Ich nehme ein Bad.
- Ich gestatte mir, wie ein Rohrspatz zu schimpfen.
- Ich schreibe Tagebuch als Form der Reflexion und Distanzierung.
- Ich verkrieche mich in ein gemütliches Zimmer und lese.

(entnommen aus Fengler 1996, S. 204)

Arbeitsblatt Nr. 7.8.10: Gelenkte Imagination – Zugang zu seinen Ressourcen finden

Gelenkte Imagination: Zugang zu seinen Ressourcen finden

Finden Sie eine Position im Liegen oder Sitzen, in der Sie sich wohlfühlen. Prüfen Sie, ob Sie es bequem haben … Wenn Sie mögen, können Sie die Augen schließen …
Achten Sie auf Geräusche, die Sie wahrnehmen …
Richten Sie dann Ihre Aufmerksamkeit und Wahrnehmung ganz auf Ihren Körper …
Nehmen Sie zunächst Ihren Körper als Ganzes wahr, achten Sie darauf, wie Sie gerade daliegen oder sitzen … Achten Sie auf Ihre Atmung, auf den Wechsel zwischen Ein- und wieder Ausatmen … Einfach wahrnehmen, so wie es im Moment ist … Sie brauchen nichts zu verändern …
Richten Sie Ihre Aufmerksamkeit nun auf Ihre Füße …
Wandern Sie nun mit Ihrer Aufmerksamkeit zu Ihren Beinen … Spüren Sie, wie Ihre Beine daliegen … wo Sie Kontakt zur Unterlage haben …
Kommen Sie dann mit Ihrer Aufmerksamkeit zu Ihrem Rücken … Spüren Sie, wo Sie mit Ihrem Rücken Kontakt zur Unterlage oder zur Lehne vom Stuhl haben. Einfach wahrnehmen …
Wandern Sie dann mit Ihrer Aufmerksamkeit zu Ihrem Bauch. Spüren Sie, wie sich ihre Bauchdecke bei jedem Einatmen ein wenig hebt … und beim Ausatmen wieder senkt … Vielleicht können Sie bei jedem Ausatmen ein wenig mehr loslassen …
Lenken Sie Ihre Aufmerksamkeit dann zu Ihren Händen und Armen … Spüren Sie, wie Ihre Hände und Ihre Arme daliegen …
Und nun Ihre Schultern … Spüren Sie, wie sich Ihre Schultern gerade anfühlen …
Wandern Sie mit Ihrer Wahrnehmung dann weiter zu Ihrem Nacken und zu Ihrem Hinterkopf … Spüren Sie, an welchen Stellen Ihr Nacken – oder auch Ihr Kopf – gestützt wird …
Achten Sie auf Ihr Gesicht … Wie fühlt sich Ihre Stirn im Moment an … und wie die Augen? …
Wie ist es mit Ihrem Mund und dem Kiefer? Und wenn Gedanken kommen, lassen Sie sie kommen und gehen, so wie Wolken am Himmel kommen und weiterziehen …
Und nun denken Sie an Situationen in Ihrem Leben, in denen sie sicher und gut gefühlt haben … in denen Sie das Gefühl hatten, ganz Sie selbst zu sein … mit sich im Einklang gewesen zu sein …
Es kann eine Situation sein, die erst kurze Zeit zurückliegt oder die Sie in früheren Zeiten erlebten …
Rufen Sie sich diese Situation ganz lebendig wieder ins Gedächtnis: Was war das für eine Situation? Wo waren Sie damals? Was haben Sie getan oder wie haben Sie sich verhalten? Wie haben Sie sich damals gefühlt? Was war in dieser Situation hilfreich für Sie? …
Vergegenwärtigen Sie sich diese Situation ganz intensiv und spüren Sie dem angenehmen Gefühl nach, das sich dabei einstellt. Achten Sie darauf, in welcher Körperregion Sie dieses Gefühl ganz besonders spüren.
Vielleicht mögen Sie diesem angenehmen Gefühl einen Begriff geben, eine Farbe oder ein Bild, was Sie in zukünftigen Lebenssituationen nutzen können, damit Sie dieses angenehme Gefühl, mit sich in Einklang zu sein, wieder beleben können.

Nun stellen Sie sich vor, wie Sie in ganz unterschiedlichen Situationen in Ihrem Leben diese Empfindung des »Ganz Sie selbst zu sein« aktivieren können, wenn Sie es möchten.

Und nun kommen Sie mit Ihrer Aufmerksamkeit langsam hierher zurück. Achten Sie weiter auf Ihren Atem und öffnen Sie langsam die Augen.

Immer dann, wenn Sie in Ihrem Leben Gedanken oder Gefühle, die Sie ablenken, auflösen wollen, können Sie in der Weise vorgehen, wie Sie es eben praktiziert haben. Sie können dieses angenehme Gefühl, ganz Sie selbst zu sein, wieder hervorrufen.

Arbeitsblatt Nr. 7.8.11: Wegetext

Wegetext

Einen Weg gibt es
Es gibt einen Weg, den niemand geht,
wenn du ihn nicht gehst.
Wege entstehen,
indem wir sie gehen.
Die vielen zugewachsenen,
wartenden Wege von ungelebtem Leben überwuchert.
Es gibt einen Weg,
den niemand geht,
wenn du ihn nicht gehst:
Es gibt deinen Weg,
einen Weg, der entsteht,
wenn du ihn gehst.

Werner Sprenger (1982, S. 15)

Übungsblatt Nr. 7.8.1:
Ich mache mich auf den Weg

Ich mache mich auf den Weg

Schreiben Sie, inspiriert durch das Gedicht »Einen Weg gibt es«, einen Text ganz aus Ihrem momentanen Befinden heraus, realistisch, fantastisch … wie Sie mögen!

Ich mache mich auf den Weg …

Literatur

Ahles, T. A. & Saykin, A. J. (2007). Candidate mechanisms for chemotherapy-induced cognitive changes. Nat Rev Cancer 7(3): 192–201.

Ahles, T. A., Root, J. C. & Ryan, E. L. (2012). Cancer- and cancer treatment-associated cognitive change: An update on the state of the science. J Clin Oncol 30(30): 3675–3686.

Ahn, H. K., Bae, J. H., Ahn, H. Y. & Hwang, I. C. (2016). Risk of cancer among patients with depressive disorder: a meta-analysis and implications. Psycho-Oncology 25(12): 1393–1399.

Antonovsky, A. (1997). Salutogenese: Zur Entmystifizierung der Gesundheit. Tübingen: dgvt.

AWMF (2014). S3-Leitlinie: Psychoonkologische Diagnostik, Beratung und Behandlung von erwachsenen Krebspatienten. Langversion 1.1, AWMF-Registernummer: 032/051OL.

Beitel, E. & Niesel, W. (1996). Bochumer Gesundheitstraining. Dortmund: Modernes Lernen.

Bengel, J. (1997). Das Prinzip Salutogenese – Eine Einführung. In: Bartsch, H. H. & Bengel, J. (Hrsg). Salutogenese in der Onkologie. Freiburg: Karger Publishers; 1–4.

Bennett, M., Bagnall, A.-M. & Closs, S. J. (2009). How effective are patient-based educational interventions in the management of cancer pain? Systematic review and meta-analysis. Pain 143: 192–199. https://doi.org/10.1016/j.pain.2009.01.016.

Bergelt, C. (2016) Psychosoziale Risikofaktoren bei der Entstehung einer Krebserkrankung. In: Mehnert, A. & Koch, U. (Hrsg). Handbuch Psychoonkologie. Göttingen: Hogrefe; 113–120.

Bloch, E. (1985). Spuren. Frankfurt a. M.: Suhrkamp.

Böttcher, H. M., Steimann, M., Koch, U. & Bergelt, C. (2012). Rückkehr zur Arbeit–Erfahrungen und Erwartungen von Patientinnen und Patienten in der stationären onkologischen Rehabilitation. Rehabilitation 51(01): 31–38.

Brecht, B. (1998). Hundert Gedichte. Herausgegeben von Siegfried Unseld. Frankfurt a. M.: Suhrkamp; 164.

Brown, L. F. & Kroenke, K. (2009). Cancer-related fatigue and its associations with depression and anxiety: a systematic review. Psychosomatics 50(5): 440–447.

Bundesarbeitsgemeinschaft für Rehabilitation (2004). Arbeitshilfe für die stufenweise Wiedereingliederung in den Arbeitsprozess. Schriftenreihe der Frankfurt a. M.: Bundesarbeitsgemeinschaft für Rehabilitation, Heft 8.

Carver, C. S. & Scheier, M. F. (1999). Stress, coping, and self-regulatory processes. In: Pervin, S. A. & John, O. P. (eds). Handbook of Personality. 2nd ed. New York: Guilford Press; 553–575.

Chambers, S. K., Pinnock, C., Lepore, S. J., Hughes, S. & O'Connell, D. L. (2011). A systematic review of psychosocial interventions for men with prostate cancer and their partners. Patient Educ Couns 85(2): e75–88. https://doi.org/10.1016/j.pec.2011.01.027.

Chan, C. W. H., Richardson, A. & Richardson, J. (2011). Managing symptoms in patients with advanced lung cancer during radiotherapy: results of a psychoeducational randomized controlled trial. J Pain Symptom Manage 41(2): 347–357. https://doi.org/10.1016/j.jpainsymman.2010.04.024.

Chow, K. M., Chan, J. C. Y., Choi, K. K. C. & Chan, C. W. H. (2016). A Review of Psychoeducational Interventions to Improve Sexual Functioning, Quality of Life, and Psychological Outcomes in Gynecological Cancer Patients. Cancer Nurs 39(1): 20–31.

Crist, J. V. & Grunfeld, E. A. (2013). Factors reported to influence fear of recurrence in cancer patients: a systematic review. Psycho-Oncology 22(5): 978–986.

Dawans, B., von & Heinrichs, M. (2018). Physiologische Stressreaktionen. In: Fuchs, R. & Gerber, M. (Hrsg). Handbuch Stressregulation und Sport. Berlin, Heidelberg: Springer; 67–78.

de Boer, A. G., Taskila, T., Ojajärvi, A., van Dijk, F. J. & Verbeek, J. H. (2009). Cancer survivors and unemployment: a meta-analysis and meta-regression. JAMA 301(7): 753–762. doi:10.1001/jama.2009.187.

Deutsche Krebshilfe (Hrsg) (2017). Krebsratgeber Deutschland. Patienten und Ärzte als Partner. Blaue Ratgeber Nr. 43. Bonn; 25–37.

Deutsche Rentenversicherung (DRV) (2019). Curriculum Brustkrebs: Standarisierte Patientenschulung. www.deutsche-rentenversicherung.de/SharedDocs/Downloads/DE/Experten/infos_reha_einrichtungen/gesundheitstraining/onko_brustkrebs.html (letzter Zugriff: 29. 05. 2020).

Dieng, M., Butow, P. N., Costa, D. S. J., Morton, R. L., Menzies, S. W., Mireskandari, S., Tesson, S., Mann, G. J., Cust, A. E. & Kasparian, N. A. (2016). Psychoeducational Intervention to Reduce Fear of Cancer Recurrence in People at High Risk of Developing Another Primary Melanoma: Results of a Randomized Controlled Trial. J Clin Oncol 34(36): 4405–4414.

Dinkel, A., Herschbach, P., Berg, P., Waadt, S., Duran, G., Engst-Hastreiter, U., Henrich, G. & Book, K. (2012). Determinants of long-term response to group therapy for dysfunctional fear of progression in chronic diseases. Behav Med 38(1): 1–5.

Dierks, M. L. & Kofahl, C. (2019). Die Rolle der gemeinschaftlichen Selbsthilfe in der Weiterentwicklung der Gesundheitskompetenz der Bevölkerung. Bundesgesundheitsblatt-Gesundheitsforschung-Gesundheitsschutz 62(1): 17–25.

Dolbeault, S., Cayrou, S., Brédart, A., Viala, A. L., Desclaux, B., Saltel, P., Gauvain-Piquard, A., Hardy, P. & Dickes, P. (2009). The effectiveness of a psycho-educational group after early-stage breast cancer treatment: results of a randomized French study. Psycho-Oncology 18(6): 647–656.

Ernst, J. & Weißflog, G. (2016). Familie, Partnerschaft und Krebs. In: Mehnert, A. & Koch, U. (Hrsg). Handbuch Psychoonkologie. Göttingen: Hogrefe, 284–296.

Esser, P., Glaesmer, H., Faller, H., Koch, U., Härter, M., Schulz, H., Wegscheider, K., Weis, J. & Mehnert, A. (2019). Posttraumatic stress disorder among cancer patients – Findings from a large and representative interview-based study in Germany. Psycho-Oncology 28(6): 1278–1285.

Faller, H., Schuler, M., Richard, M., Heckl, U., Weis, J. & Küffner, R. (2013). Effects of Psycho-Oncologic Interventions on Emotional Distress and Quality of Life in Adult Patients With Cancer: Systematic Review and Meta-Analysis. J Clin Oncol 31(6): 782–793.

Fengler J. (1996) Helfen macht müde. München: Pfeiffer.

Folkman, S. (1997). Positive psychological states and coping with severe stress. Soc Sci Med 45(8): 1207–1221.

Fors, E. A., Bertheussen, G. F., Thune, I., Juvet, L. K., Elvsaas, I.-K. Ø., Oldervoll, L., Anker, G., Falkmer, U., Lundgren, S. & Leivseth, G. (2011). Psychosocial interventions as part of breast cancer rehabilitation programs? Results from a systematic review. Psycho-Oncology 20(9): 909–918.

Gaisser, A. & Weg-Remers, S. (2020). Patientenzentrierte Information in der onkologischen Versorgung. Evidenz und mehr. Berlin, Heidelberg: Springer.

Giesler, J. & Weis, J. (2008). Developing a Self-Rating Measure of Patient Competence in the Context of Oncology: A multi-Center Study. Psycho-Oncology 17: 1089–1099. doi: 10.1002/pon.1330.

Glaser, A. W., Fraser, L. K., Corner, J., Feltbower, R., Morris, E. J., Hartwell, G. & Richards, M. (2013). Patient-reported outcomes of cancer survivors in England 1–5 years after diagnosis: a cross-sectional survey. BMJ Open 3(4): e002317.

Goldmann-Posch, U. & Martin, R. R. (2012). Über-Lebensbuch Brustkrebs: die Anleitung zur aktiven Patientin [in Abstimmung mit international anerkannten Brustkrebs-Experten]. Stuttgart: Schattauer.

Gührs, M. & Nowak, C. (2006). Das konstruktive Gespräch. Ein Leitfaden für Beratung, Unterricht und Mitarbeiterführung mit Konzepten der Transaktionsanalyse. Meezen: Limmer.

Härter, M., Buchholz, A., Nicolai, J., Reuter, K., Komarahadi, F., Kriston, L., Kallinowski, B., Eich, W. & Bieber, C. (2015). Partizipative Entscheidungsfindung und Anwendung von Entscheidungshilfen. Eine Cluster-randomisierte Studie zur Wirksamkeit eines Trainings in der Onkologie. Dtsch Arztebl Int 112: 672–679. doi: 10.3238/arztebl.2015.0672.

Harrington, C. B., Hansen, J. A., Moskowitz, M., Todd, B. L. & Feuerstein, M. (2010). It's not over when it's over: long-term symptoms in cancer survivors – a systematic review. Int J Psychiatry Med 40(2): 163–181.

Hartmann, M. (1991). Praktische Psycho-Onkologie. Stuttgart: Pfeiffer.

Hashim, D., Erdmann, F. & Zeeb, H. (2019). Social inequities and cancer: identifying barriers and metrics. Front Oncol 9: 233.

Hayes, S. C. & Strosahl, K. D. (eds) (2008). A Practical Guide to Acceptance and Commitment Therapy. New York: Springer.

Hefner, J. & Csef, H. (2017). Psychoneuroimmunology (PNI) and cancer. Latest research results on catecholamines, beta blockers and clinical implications. Onkologe 23(10): 845–852.

Heim, E. (1988). Coping und Adaptivität: Gibt es geeignetes oder ungeeignetes Coping? Psychother Psychosom Med Psychol 38(1): 8–18.

Heim, E., Augustiny, K. & Blaser, A. (1991). Berner Bewaltigungsformen: BEFO. Handbuch. Bern: Huber.

Heim, M. E. & Weis, J. (2014). Fatigue bei Krebserkrankungen: Erkennen – Behandeln – Vorbeugen. Stuttgart: Schattauer.

Heinrichs, M., Stächele, T. & Domes, G. (2015). Stress und Stressbewältigung. Fortschritte in der Psychotherapie Band 58. Göttingen: Hogrefe.

Heinrichs, N. & Zimmermann, T. (2008). Bewältigung einer gynäkologischen Krebserkrankung in der Partnerschaft: Ein psychoonkologisches Behandlungsprogramm für Paare. Göttingen: Hogrefe.

Herschbach, P. & Weis, J. (2008). Screeningverfahren in der Psychoonkologie. Testinstrumente zur Identifikation betreuungsbedürftiger Patienten. Eine Empfehlung der PSO für die psychoonkologische Behandlungspraxis. Berlin: Deutsche Krebsgesellschaft. http://krebsgesellschaft.de/download/pso_broschuere. pdf.

Hohler, F. (Hrsg) (2002). Nach dreißig. In: Vierzig vorbei Gedichte. München: Luchterhand Literaturverlag.

Huber, M. (2005). Der innere Garten. Ein achtsamer Weg zur persönlichen Veränderung. Paderborn: Junfermann.

Jacobsen, P. B. & Jim, H. S. (2008). Psychosocial Interventions for Anxiety and Depression in Adult Cancer Patients: Achievements and Challenges. CA Cancer J Clin 58(4): 214–230.

Jandl, E. (2012). Poetische Werke. Hrsg. Klaus Siblewski. München: Luchterhand Literaturverlag.

Janosch (Hrsg) (1989). Der Tod und der Gänsehirt. In: Janosch erzählt Grimm's Märchen. Weinheim: Beltz & Gelberg.

Jones, J. M., Cheng, T., Jackman, M., Walton, T., Haines, S., Rodin, G. & Catton, P. (2013). Getting back on track: evaluation of a brief group psychoeducation intervention for women completing primary treatment for breast cancer. Psycho-Oncology 22(1): 117–124.

Kaluza, G. (2020). Salute! Was die Seele stark macht. Programm zur Förderung psychosozialer Gesundheitsressourcen. Stuttgart: Klett-Cotta.

Kehl, K. L., Landrum, M. B., Arora, N. K., Ganz, P. A., Van Ryn, M., Mack, J. W. & Keating, N. L. (2015). Association of actual and preferred decision roles with patient-reported quality of care: shared decision making in cancer care. JAMA Oncology 1(1): 50–58.

Klauer, T. & Filipp, S. H. (1993). Trierer Skalen Zur Erfassung der Krankheitsbewältigung (TSK). Göttingen: Hogrefe.

Knöpfli-Widmer, C. (Hrsg) (1994). Die zwei Kammern. In: Liebe über den Tod hinaus. St. Gallen: Amboss.

Kobasa, S. C. (1979). Stressful life events, personality, and health: an inquiry into hardiness. J Pers Soc Psychol 37(1): 1.

Koch, L., Jansen, L., Brenner, H. & Arndt, V. (2013). Fear of recurrence and disease progression in long-term (≥ 5 years) cancer survivors – a systematic review of quantitative studies. Psycho-Oncology 22(1): 1–11.

Kuhnt, S., Brähler, E., Faller, H., Härter, M., Keller, M., Schulz, H., Wegscheider, K., Weis, J., Boehncke, A., Hund, B., Reuter, K., Richard, M., Sehner, S., Wittchen, H.-U., Koch, U. & Mehnert, A. (2016). Twelve-month and lifetime prevalence of mental disorders in cancer patients. Psychother Psychosom 85(5): 289–296.

Kuhnt, S., Szalai, C., Erdmann-Reusch, B., Kubel, C., Boehncke, A., Hoffmann, W., Mehnert, A. & Weis, J. (2017). Tumorassoziierte Fatigue in der onkologischen Rehabilitation. Rehabilitation 56(5): 337–343.

Lazarus, R. S. & Folkman, S. (1984). Stress, appraisal, and coping. New York: Springer.

Lee, J.-Y., Park, H. Y., Jung, D., Moon, M., Keam, B. & Hahm, B.-J. (2014). Effect of brief psychoeducation using a tablet PC on distress and quality of life in cancer patients undergoing chemotherapy: a pilot study. Psycho-Oncology 23(8): 928–935.

Matsuda, A., Yamaoka, K., Tango, T., Matsuda, T. & Nishimoto, H. (2014). Effectiveness of psychoeducational support on quality of life in early-stage breast cancer patients: a systematic review and meta-analysis of randomized controlled trials. Qual Life Res 23(1): 21–30.

Matzat, J. (2006). Selbsthilfe in der Onkologie. Onkologe 12(5): 412–420.

Mau, S. & Schöneck, N. M. (Hrsg) (2013). Handwörterbuch zur Gesellschaft Deutschlands. Wiesbaden: Springer Fachmedien. doi: 10.1007/978-3-531-18929-1_23.

McLoone, J., Menzies, S., Meiser, B., Mann, G. J. & Kasparian, N. A. (2013). Psycho-educational interventions for melanoma survivors: a systematic review. Psycho-Oncology 22(7): 1444–1456.

Mehnert, A. (2011). Employment and work-related issues in cancer survivors. Crit Rev Oncol Hematol 77(2): 109–130.

Mehnert, A., Lehmann, C., Cao, P. & Koch, U. (2006). Die Erfassung psychosozialer Belastungen und Ressourcen in der Onkologie – Ein Literaturüberblick zu Screeningmethoden und Entwicklungstrends. Psychother Psychosom Med Psychol 56(12): 462–479.

Mehnert, A., Vehling, S., Scheffold, K., Ladehoff, N., Schön, G., Wegscheider, K., Heckl, U., Weis, J. & Koch, U. (2013). Prävalenz von Anpassungsstörung, akuter und posttraumatischer Belastungsstörung sowie somatoformen Störungen bei Krebspatienten. Psychother Psychosom Med Psychol 63(12): 466–472.

Mehnert, A., Brähler, E., Faller, H., Härter, M., Keller, M., Schulz, H., Wegscheider, K., Weis, J., Boehncke, A., Hund, B., Reuter, K., Richard, M., Sehner, S., Sommerfeldt, S., Szalai, C., Wittchen, H.-U. & Koch, U. (2014). Four-week prevalence of mental disorders in patients with cancer across major tumor entities. J Clin Oncol 32(31): 3540–3546.

Mehnert, A., Hartung, T. J., Friedrich, M., Vehling, S., Brähler, E., Härter, M., Keller, M., Schulz, H., Wegscheider, K., Weis, J., Koch, U. & Faller, H. (2018). One in two cancer patients is significantly distressed: Prevalence and indicators of distress. Psycho-Oncology 27(1): 75–82.

Meneses, K. D., McNees, P., Loerzel, V. W., Su, X., Zhang, Y. & Hassey, L. A. (2007). Transition from treatment to survivorship: effects of a psychoeducational intervention on quality of life in breast cancer survivors. Oncol Nurs Forum 34(5): 1007–1016.

Merluzzi, T. V., Philip, E. J., Heitzmann Ruhf, C. A., Liu, H., Yang, M. & Conley, C. C. (2018). Self-efficacy for coping with cancer: Revision of the Cancer Behavior Inventory (Version 3.0). Psychol Assess 30(4): 486–499.

Moorey, S. & Greer, S. (2007). Kognitive Verhaltenstherapie bei Krebspatienten: Ein praktisches Therapiemanual. München: Elsevier, Urban & Fischer.

Moreno, J. L. (1959). Gruppenpsychotherapie und Psychodrama. Einleitung in die Theorie und Praxis. Stuttgart: Thieme; 14.

Muthny, F. (1989). Manual zum Freiburger Fragebogen zur Krankheitsverarbeitung (FKV). Weinheim: Beltz.

Nakaya, N. (2014). Effect of psychosocial factors on cancer risk and survival. J Epidemiol 24(1): 1–6.

National Comprehensive Cancer Network (NCCN) (2020). Clinical Practice Guidelines in Oncology. Cancer-related fatigue. www.nccn.org/professionals/physician_gls/default.aspx.

Northouse, L., Williams, A., Given, B. & McCorkle, R. (2012). Psychosocial Care for Family Caregivers of Patients With Cancer. J Clin Oncol 30(11): 1227–1234.

Ogasawara, R., Katsumata, N., Toyooka, T., Akaishi, Y., Yokoyama, T. & Kadokura, G. (2018). Reliability of Cancer Treatment Information on the Internet: Observational Study. JMIR Cancer 4(2): e10031.

Osborn, R. L., Demoncada, A. C. & Feuerstein, M. (2006). Psychosocial Interventions for Depression, Anxiety, and Quality of Life in Cancer Survivors: Meta-Analyses. Int J Psychiatry Med 36(1): 13–34.

Papadopoulos, D., Papadoudis, A., Kiagia, M. & Syrigos, K. (2018). Nonpharmacologic Interventions for Improving Sleep Disturbances in Patients With Lung Cancer: A Systematic Review and Meta-analysis. J Pain Symptom Manage 55(5): 1364–1381.e5.

Petticrew, M., Bell, R. & Hunter, D. (2002). Influence of psychological coping on survival and recurrence in people with cancer: systematic review. BMJ 325(7372): 1066.

Philip, E. J., Merluzzi, T. V., Zhang, Z. & Heitzmann, C. A. (2013). Depression and cancer survivorship: importance of coping self-efficacy in post-treatment survivors. Psycho-Oncology 22(5): 987–994.

Reddemann, L. (2003). Imagination als heilsame Kraft: Ressourcen und Mitgefühl in der Behandlung von Traumafolgen. 8 Aufl. Stuttgart: Klett-Cotta.

Reif, K., de Vries, U., Petermann, F. & Görres, S. (2013). A patient education program is effective in reducing cancer-related fatigue: A multi-centre randomised two-group waiting-list controlled intervention trial. Eur J Oncol Nurs 17(2): 204–213.

Richard, M., Meng, K., Strahl, A., Niehues, C., Derra, C., Schäfer, H., Worringen, U. & Faller, H. (2015). Kurzfristige Effektivität einer Patientenschulung »Curriculum Brustkrebs« in der onkologischen Rehabilitation. DRV-Schriften 107: 176–177.

Rico, G. L. (2004). Garantiert schreiben lernen. Sprachliche Kreativität methodisch entwickeln: ein Intensivkurs auf der Grundlage der modernen Gehirnforschung. Hamburg: Rowohlt.

Rick, O., Kalusche, E. M., Dauelsberg, T., König, V, Seifart, U. (2012). Reintegration von Krebspatienten ins Erwerbsleben. Dtsch Arztebl Int 109(42): 702–708. doi: 10.3238/arztebl.2012.0702.

Robert Koch-Institut (Hrsg) (2016). Bericht zum Krebsgeschehen in Deutschland. www.krebsdaten.de/Krebs/DE/Content/Publikationen/Krebsgeschehen/Krebsgeschehen_node.html (letzter Zugriff: 08. 05. 2020).

Rössler, D. (1977). Der Arzt zwischen Technik und Humanität: religiöse und ethische Aspekte der Krise im Gesundheitswesen. München: Piper.

Satir, V. (2019). Mein Weg zu dir: Kontakt finden und Vertrauen gewinnen. München: Kösel; 27.

Sautier, L., Mehnert, A., Höcker, A. & Schilling, G. (2014). Participation in patient support groups among cancer survivors: do psychosocial and medical factors have an impact? Eur J Cancer Care 23(1): 140–148.

Schaeffer, D., Vogt, D. & Gille, S. (2019). Gesundheitskompetenz – Perspektive und Erfahrungen von Menschen mit chronischer Erkrankung. Bielefeld: Universität Bielefeld, Fakultät für Gesundheitswissenschaften.

Schubert, C. (2015). Psychoneuroimmunologie und Psychotherapie. Stuttgart: Schattauer.

Schulz von Thun, F. (Hrsg) (2011). Miteinander reden 1: Störungen und Klärungen. Allgemeine Psychologie der Kommunikation. 49. Aufl. Reinbek: Rowohlt; 48–67.

Schwarz, R. (1994). Die Krebspersönlichkeit: Mythos und klinische Realität; mit 30 tabellarischen Darstellungen. Stuttgart: Schattauer.

Shand, L. K., Cowlishaw, S., Brooker, J. E., Burney, S. & Ricciardelli, L. A. (2015). Correlates of post-traumatic stress symptoms and growth in cancer patients: A systematic review and meta-analysis. Psycho-Oncology 24(6): 624–634.

Sheinfeld Gorin, S., Krebs, P., Badr, H., Janke, E. A., Jim, H. S. L., Spring, B., Mohr, D. C., Berendsen, M. A. & Jacobsen, P. B. (2012). Meta-Analysis of Psychosocial Interventions to Reduce Pain in Patients With Cancer. J Clin Oncol 30(5): 539–547.

Simonton, O. C. (2005). Auf dem Weg der Besserung: Schritte zur körperlichen und spirituellen Heilung. Hamburg: Rowohlt.

Smith, M. S., Wallston, K. A. & Smith, C. A. (1995). The development and validation of the Perceived Health Competence Scale. Health Educ Res 10(1): 51–64.

Spelten, E. R., Verbeek, J. H. A. M., Uitterhoeve, A. L. J., Ansink, A. C., Van Der Lelie, J., De Reijke, T. M., Kammeijer, M., de Haes, J. C. J. M. & Sprangers, M. A. G. (2003). Cancer, fatigue and the return of patients to work – a prospective cohort study. Eur J Cancer 39(11): 1562–1567.

Sprenger, W. (1982). Gedichte zum Auswendigleben. Meditationsgedichte. Konstanz: Nie-Nie-Sagen Verlag.

Tedeschi, R. G. & Calhoun, L. G. (2004). Posttraumatic Growth: Conceptual Foundations and Empirical Evidence. Psychol Inquiry 15(1): 1–18. https://doi.org/10.1207/s15327965pli1501_01.

Traa, M. J., De Vries, J., Bodenmann, G. & Den Oudsten, B. L. (2015). Dyadic coping and relationship functioning in couples coping with cancer: a systematic review. Br J Health Psychol 20(1): 85–114.

Vehling, S., Koch, U., Ladehoff, N., Schön, G., Wegscheider, K., Heckl, U., Weis, J. & Mehnert, A. (2012). Prävalenz affektiver und Angststörungen bei Krebs: systematischer Literaturreview und Metaanalyse. Psychother Psychosom Med Psychol 62(07): 249–258.

Vopel, K. W. (1994). Die 10-Minuten-Pause. Salzhausen: iskopress.

Waadt, S., Duran, G., Berg, P. & Herschbach, P. (2011). Progredienzangst: Manual zur Behandlung von Zukunftsängsten bei chronisch Kranken. Stuttgart: Schattauer.

Wang, Y., Li, J. Q., Shi, J. F., Que, J. Y., Liu, J. J., Lappin, J. M., Leung, J., Ravindran, A. V., Chen, W. Q., Qiao, J. L., Shi, J., Lu, l. & Bao, J. P. (2020). Depression and anxiety in relation to cancer incidence and mortality: a systematic review and meta-analysis of cohort studies. Mol Psychiatry 25: 1487–1499. https://doi.org/10.1038/s41380-019-0595-x.

Watson, M. & Bultz, B. D. (2010). Distress, the 6th vital sign in cancer care. Psycho-Oncologie 4: 159–163. https://doi.org/10.1007/s11839-010-0269-z.

Watson, M., Haviland, J. S., Greer, S., Davidson, J. & Bliss, J. M. (1999). Influence of psychological response on survival in breast cancer: a population-based cohort study. The Lancet 354(9187): 1331–1336.

Wefel, JS., Vardy, J., Ahles T. & Schagen, S. B. (2011) International Cognition and Cancer Task Force recommendations to harmonise studies of cognitive function in patients with cancer. Lancet Oncol 12: 703–708. doi:10.1016/S14702045(10)70294-1.

Weis, J. (1997). Das Konzept der Salutogenese in der Psychoonkologie. In: Bartsch, H. & Bengel, J. (Hrsg). Salutogenese in der Onkologie. Freiburg: Karger; 106–116.

Weis, J. (2002). Leben nach Krebs. Belastungen und Krankheitsverarbeitung. Bern: Huber.

Weis, J. & Giesler, J. M. (2008). Subjective dimensions of patient competence: relationships with selected healthcare usage behaviors and general features of self-rated competence. Patient Educ Couns 73(3): 511–518.

Weis, J. & Heim, M. E. (2015). Tumorassoziierte Fatigue. Onkologe 21(12): 1193–1202.

Weis, J., Heckl, U., Brocai, D. & Seuthe-Witz, S. (2006). Psychoedukation mit Krebspatienten. Therapiemanual für eine strukturierte Gruppenintervention. Stuttgart: Schattauer.

Weis, J., Schumacher, A., Blettner, G., Determann, M., Reinert, E., Rüffer, J. U., Werner, A. & Weyland, P. (2007). Psychoonkologie. Onkologe 13(2): 185–194.

Weis, J., Härter, M., Schulte, H. & Klemperer, D. (2011). Patientenorientierung in der Onkologie: Konzepte und Perspektiven im Nationalen Krebsplan. Onkologe 17: 1115–1126.

Weis, J., Vehling, S., Mehnert, A. & Koch, U. (2016). Krankheits- und behandlungsübergreifende psychosoziale Belastungen und Behandlungsbedarf. In: Mehnert, A. & Koch, U. (Hrsg). Handbuch Psychoonkologie. Göttingen: Hogrefe; 133–140.

WHO (1978). Erklärung von Alma-Ata. www.euro.who.int/de/publications/policy-documents/declaration-of-alma-ata,-1978 (letzter Zugriff: 18.08.2020).

Sachverzeichnis

W

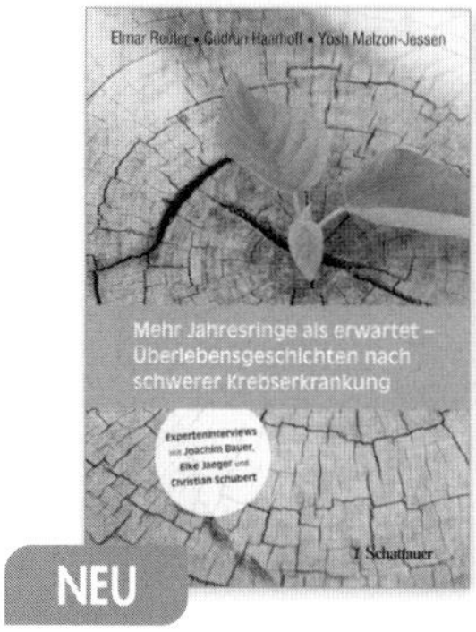

Elmar Reuter • Gudrun Haarhoff • Yosh Malzon-Jessen
Mehr Jahresringe als erwartet –
Überlebensgeschichten nach
schwerer Krebserkrankung
Schattauer
NEU

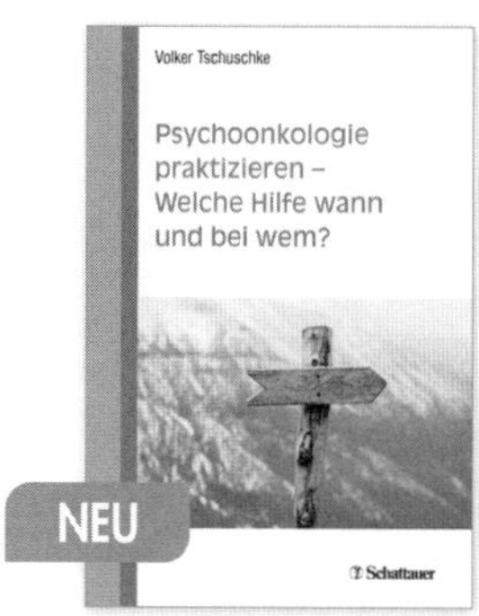

Volker Tschuschke
Psychoonkologie praktizieren – Welche Hilfe wann und bei wem?
NEU
Schattauer